Vasculature of the Brain and Cranial Base
Variations in Clinical Anatomy
2nd Edition

脑和颅底血管系统

临床解剖变异

第 2 版

Walter Grand
L. Nelson Hopkins
Adnan H. Siddiqui
J Mocco
Illustrated by Paul H. Dressel

编 著 〔美〕

沃尔特·格兰德

L. 尼尔森·霍普金斯

阿德南·H. 西迪基

J. 莫科

主 译 梁国标 董玉书

天津出版传媒集团

天津科技翻译出版有限公司

著作权合同登记号：图字：02-2017-253

图书在版编目（CIP）数据

脑和颅底血管系统临床解剖变异 / （美）沃尔特·格
兰德 (Walter Grand) 等编著；梁国标，董玉书主译 .
— 天津：天津科技翻译出版有限公司 , 2020.10
书名原文：Vasculature of the Brain and Cranial
Base：Variations in Clinical Anatomy
ISBN 978-7-5433-4030-5

Ⅰ . ①脑… Ⅱ . ①沃… ②梁… ③董… Ⅲ . ①脑血管
—人体解剖学—图谱 Ⅳ . ① R322.8-64

中国版本图书馆 CIP 数据核字 (2020) 第 113619 号

Copyright © 2016 of the original English language edition by Thieme
Medical Publishers，Inc.，New York，USA.
Original title：
Vasculature of the Brain and Cranial Base：Variations in Clinical Anatomy
by Walter Grand / L. Nelson Hopkins / Adnan H. Siddiqui / J Mocco
Illustrations by Paul H. Dressel
Art Design and Photography by Paul H. Dressel and Walter Grand, MD

中文简体字版权属天津科技翻译出版有限公司。

授权单位：Thieme Medical Publishers，Inc.
出　　版：天津科技翻译出版有限公司
出 版 人：刘子媛
地　　址：天津市南开区白堤路 244 号
邮政编码：300192
电　　话：022-87894896
传　　真：022-87895650
网　　址：www. tsttpc. com
印　　刷：天津海顺印业包装有限公司分公司
发　　行：全国新华书店
版本记录：889×1194　16 开本　19 印张　488 千字
　　　　　2020 年 10 月第 1 版　2020 年 10 月第 1 次印刷
　　　　　定价：218.00 元

编者名单

Walter Grand, MD
Clinical Professor of Neurosurgery and Anatomical Sciences
Department of Neurosurgery
School of Medicine and Biomedical Sciences
University at Buffalo
Buffalo, New York

L. Nelson Hopkins III, MD
Distinguished Professor and Chairman, Neurosurgery and Radiology
University at Buffalo
Founder, Gates Vascular Institute and Jacobs Institute
Buffalo, New York

Adnan H. Siddiqui, MD
Vice-Chairman and Professor
Director of Neuroendovascular Fellowship
Director of Research
Department of Neurosurgery
University at Buffalo
Director of Neurosurgical Stroke Service, Kaleida Health
Director, Training and Education, Jacobs Institute
Buffalo, New York

J Mocco, MD, MS
Professor and Vice-Chair for Education
Director, The Cerebrovascular Center
Department of Neurological Surgery
Mount Sinai Health System
New York, New York

译者名单

主 译 　梁国标　中国人民解放军北部战区总医院神经外科

　　　　　董玉书　中国人民解放军北部战区总医院神经外科

译 者 （按姓氏汉语拼音排序）

　　　　　陈忠智　中国人民解放军北部战区总医院神经外科

　　　　　崔　润　中山大学肿瘤防治中心神经外科

　　　　　丁　可　中国人民解放军东部战区总医院神经外科

　　　　　董玉书　中国人民解放军北部战区总医院神经外科

　　　　　邓剑平　中国人民解放军空军军医大学唐都医院神经外科

　　　　　冯达云　中国人民解放军空军军医大学唐都医院神经外科

　　　　　冯思哲　中国人民解放军北部战区总医院神经外科

　　　　　高　旭　中国人民解放军北部战区总医院神经外科

　　　　　郜彩斌　宁夏医科大学总医院神经外科

　　　　　龚振宇　中国人民解放军海军军医大学长征医院神经外科

　　　　　巩　顺　中国人民解放军北部战区总医院神经外科

　　　　　郝广志　中国人民解放军北部战区总医院神经外科

　　　　　韩　松　中国人民解放军北部战区总医院神经外科

　　　　　雷　鸣　沈阳市第一人民医院神经外科

　　　　　赖杰宇　中国人民解放军北部战区总医院神经外科

　　　　　李　博　中国人民解放军联勤保障部队第九六〇医院神经外科

　　　　　李创忠　中国人民解放军北部战区总医院神经外科

　　　　　李永利　哈尔滨医科大学附属第二医院神经外科

　　　　　梁国标　中国人民解放军北部战区总医院神经外科

　　　　　梁传声　中国医科大学附属第一医院神经外科

　　　　　刘爱华　首都医科大学天坛医院神经介入科

刘锡禹　中国人民解放军北部战区总医院神经外科
罗　祺　吉林大学第一医院神经外科
潘鹏宇　中国人民解放军北部战区总医院神经外科
史怀璋　哈尔滨医科大学附属第一医院神经外科
石佐林　中国人民解放军北部战区总医院神经外科
汪　峰　重庆医科大学附属第二医院神经外科
王宏磊　吉林大学第一医院神经外科
王　宝　中国人民解放军空军军医大学唐都医院神经外科
王　旋　华中科技大学同济医学院附属协和医院神经外科
魏　东　中国人民解放军空军军医大学西京医院神经内科
王晓刚　中国人民解放军北部战区总医院神经外科
徐善才　哈尔滨医科大学附属第一医院神经外科
闫志强　中国人民解放军空军军医大学西京医院神经外科
杨芳宇　中国人民解放军北部战区总医院神经外科
于春泳　中国人民解放军北部战区总医院神经外科
喻　博　中国医科大学附属盛京医院神经外科
曾以勤　福建医科大学附属第二医院神经外科
张海峰　中国人民解放军北部战区总医院神经外科
赵忠惠　中国人民解放军北部战区总医院神经外科
郑建波　湖北省襄阳市谷城县人民医院神经内科
朱廷准　大连医科大学附属第二医院神经外科
邹建军　辽宁省人民医院神经外科
邹　正　中国人民解放军北部战区总医院神经外科

主译简介

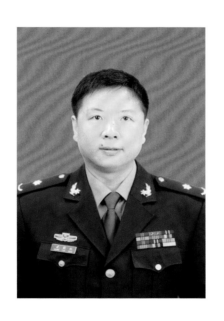

　　梁国标,医学博士,主任医师,教授,博士研究生导师,博士后指导导师,中国人民解放军北部战区总医院全军神经医学研究所所长,神经外科主任。中国医师协会神经外科专业委员会委员,中国医师协会脑血管病专家委员会委员,中国研究型医院学会神经微侵袭治疗专业委员会主任委员,中国医师协会介入学会委员,全军神经外科专业委员会常务委员,北部战区神经外科专业委员会主任委员,辽宁省神经外科分会副主任委员,辽宁省介入学会副主任委员,辽宁省神经介入组组长,中国卒中学会常务委员。Neurosurgery,Neurology India审稿专家,《临床军医》副主编,《中华神经外科杂志》《中华实验外科杂志》《创伤外科杂志》《中国微侵袭神经外科杂志》《临床误诊误治》《解放军医药杂志》等编委。多年来始终工作在神经外科第一线,熟练掌握显微神经外科手术技巧,对脑干、颅底病变手术全切率高,伤残率低。率先开展多项脑血管病血管内治疗技术,拓宽了颅内动脉瘤、血管狭窄及血管畸形等血管内治疗的适应证,脑脊髓血管病的介入及手术治疗超过20 000例。获全军科技进步一等奖1项,军队医疗成果二等奖1项,辽宁省科技进步二等奖2项,军队及辽宁省科技进步三等奖6项,主持及参与国家级课题3项,省部级课题6项,发表SCI论文52篇,核心期刊论文120余篇。主编及主译著作3部。已培养博士后、博硕士研究生30余名,享受军队优秀专业技术人才岗位津贴。

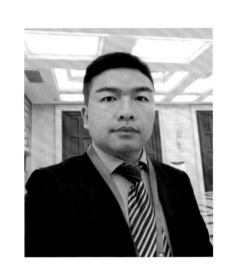

　　董玉书,医学博士,博士后,副主任医师,中国人民解放军北部战区总医院神经外科脑血管病区治疗小组组长,硕士研究生导师。毕业于第四军医大学(空军军医大学),硕士导师为著名的神经科学家、中科院院士鞠躬教授;博士导师为著名的神经外科专家、唐都脑科医院院长高国栋教授;博士后导师为著名的神经外科专家、北部战区总医院全军神经医学研究所所长梁国标教授。擅长颅内动脉瘤、脑血管畸形、颅内外动脉狭窄等脑血管病的微创介入和外科手术治疗,每年完成颅内动脉瘤介入栓塞和开颅夹闭、颅内外血管狭窄支架成形、颈动脉内膜剥脱等手术 600余例,效果良好。目前为中国研究型医院学会神经微侵袭分会青年委员、辽宁省细胞生物学会干细胞分会理事、沈阳市医学会介入医学分会委员。担任国家自然科学基金评审专家,《中华实验外科杂志》等刊物审稿人。负责国家自然科学基金面上项目、全军医学科技青年拔尖项目等国家、军队课题 6 项,经费 200 余万元。发表国内外论文 50 余篇,其中第一或通讯(共同)作者 SCI 论文 20 余篇,总影响因子大于 100 分,大于 10 分的 3 篇。主译临床专著 1 本,副主编临床专著3 本,获国家专利 5 项。

序　言

　　第 2 版同第 1 版一样,是在数百个脑和颅底解剖基础上编著的,这是我 40 年来神经血管解剖,主要是病理解剖的个人经验总结。通常,即使是最有经验的神经外科医生,也不能保证对每一个解剖结构精确掌握,同样,神经放射科医生对造影片上复杂的血管结构也不会了如指掌。正因如此,本书中的图片和注解就是为了扩大神经外科医生在外科领域的视野,也是为了使神经放射医生、神经血管介入医生及神经科医生的洞察力更为敏锐。

　　在神经血管解剖中,血管的分支和结构千变万化,这最为引人注目且值得研究。即便我们已经观察和确认到脑血管的无数变化,但仍不能说两根血管看着完全一样。我们越是深入看到脑血管的细微之处,就越能看到脑血管之间的不同。虽然我已经尽力把脑血管结构的变异进行整理分类,但有时候,为了说清楚这些变异,不可避免地要对分类做些简化。在本版中,章末增加了相关的神经血管内治疗的动态内容,非常有用。

沃尔特·格兰德

前　言

　　与第 1 版不同的是,在每个解剖章节后,增加了相应的神经血管内临床治疗的图集,这些内容出自 Adnan H.Siddiqui 和 J Mocco 医生。在第 1 版中, Paul Dressel 对血管结构变异进行了非常有意义的注释,第 2 版中也保留了这些注释。第 2 版中,进一步扩充了解剖图,而且进行了现代数字化的编辑,但也删除了一些图,更换为其他更高级的版本,同时,尽可能地使用彩图,这些都是第 2 版的改进之处。

　　我仍坚信,要理解临床神经科学并进行实践,学习显微血管解剖和变异是基础。神经外科、神经内科、神经放射以及神经血管内的介入医生,在学习相关专业时,都要把掌握神经血管解剖作为首要任务。不是在真正手术和操作时,才开始学习外科解剖,而是在解剖基础课上先学习好,这样在临床实践时,我们会非常感谢基础课打下的解剖基础。

　　我们对图片和图解中的血管大小未做精确注释。血管的绝对直径有大小之分,两根血管或两处结构的相对尺寸是相似的,在手术时也并不常测量血管大小。大体上,观察和确定每一种血管变异,至少需要 20 次,甚至 100 次的解剖。但是,不管重复多少次,仍能观察到新的变异。

　　在专攻血管解剖之前,我们应该先学习颅脑的正常解剖,这也是脑和颅底血管的结构基础。这不单单是了解颅脑的大体结构,也要对颅腔、颅缝,以及脑沟脑回的影像和断层解剖熟悉。同第 1 版一样,第 2 版的第 1 章也有非磁共振影像所能代替的真实颅脑解剖结构图。

　　第 2 版内容仍重点关注血供的模式、结构和变异。经常,有些特殊的血管结构并没有名字,因此,变异的复杂性和多样性,使得命名这些特殊血管很不容易。不少解剖词条并没有考虑这些变异,对特殊的分支血管也没有固定的学名。理解这些血管的模式和变异,与命名这些特殊血管一样重要。书中的绘图都尽量同血管的实际结构精确一致。

　　第 2 版的面世,仍然要感谢天才艺术家 Paul Dressel 在原始绘图以及现今版本上的不懈努力。很多资深的编者做了大量的脑尸解工作,对第 1 版内容进行了验证,成果体现在第 2 版中。感谢纽约州立大学医学和生物学院解剖系,感谢 Raymond Dannonhoffer 博士,没有你们的支持,不可能有这么多的解剖和切片标本。感谢布法罗总医院基金,感谢布法罗总医院病理系,感谢病理和解剖系的 John Tomaszewski 主任,感谢 Jody Leonardo 博士, Rabih Tawk 博士, Andrea Chamczuk 博士, Gus Varnavas 博士, Russel Bartels 博士, Natasha Frangopoulos 博士, Jennifer Lin 博士, Alex Mompoint 博士, Josh Meyers 博士。感谢布法罗总医院神经病理科的 Lucille Miller

Balos 博士，Peter Ostrow 博士，Reid Heffner 博士。感谢纽约州立大学解剖和细胞生物学系的行政专员 Raymond Dannonhoffer 博士。感谢徕卡显微镜公司。在此我要纪念 Louis Bakay 博士。最后，一并感谢神经外科主任 Elad I. Levy 博士！

沃尔特·格兰德

目　录

第一章　基础解剖

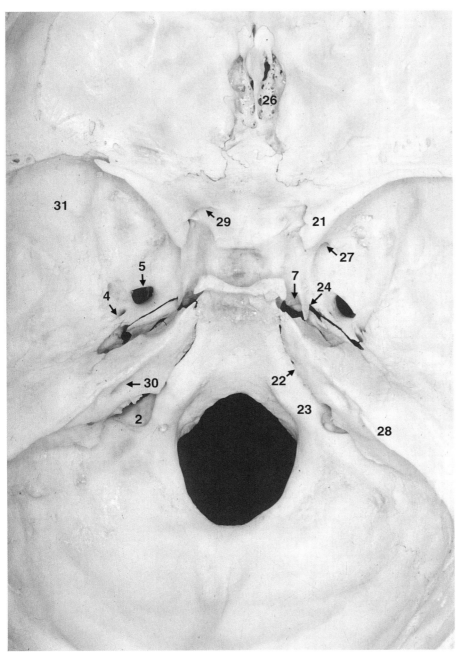

图 1.1　颅底（内面）。
2	颈静脉孔
4	棘孔
5	卵圆孔
7	破裂孔
21	前床突
22	岩枕裂
23	颈静脉结节
24	舌骨茎突
26	筛板
27	圆孔
28	岩骨
29	视神经孔
30	内耳道
31	颞窝

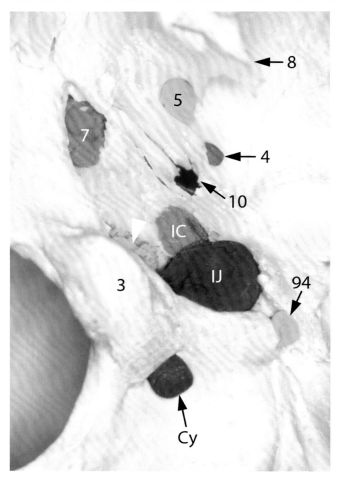

图 1.2　左侧颅底下面观。
IJ　　　颈内静脉
IC　　　颈内动脉
Cy　　　髁状静脉孔
7　　　　破裂孔
5　　　　卵圆孔（下颌神经）
4　　　　棘孔（脑膜中动脉）
8　　　　翼突外侧板
3　　　　枕髁
94　　　茎乳孔（面神经）
10　　　骨咽鼓管
白箭头　穿过颈静脉孔的 IX、X、XI 神经

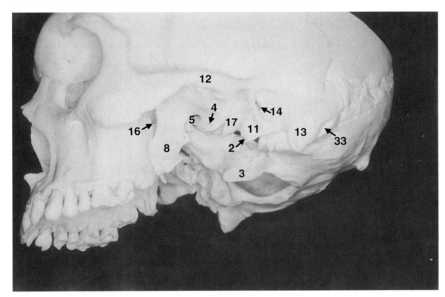

图 1.3 （a）颅骨下面及侧面观。
2   颈静脉孔
3   枕髁
4   棘孔
5   卵圆孔
8   翼突外侧板
11   鼓板
12   颧突
13   乳突
14   外耳道
16   翼腭窝
17   鼓室嵴
33   舌下神经管（舌下神经）

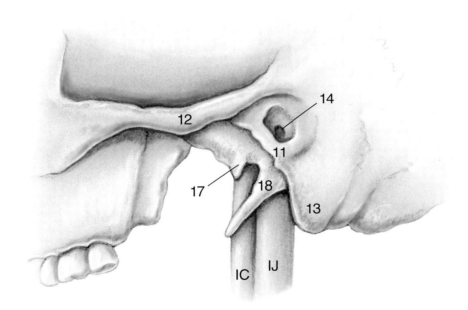

图 1.3 （b）左侧颅底侧面
观: 显示茎突与颈内动脉
和颈内静脉的关系。
11   鼓板
12   颧突
13   乳突
14   外耳道
17   鼓室嵴
18   茎突
IC   颈内动脉
IJ   颈内静脉

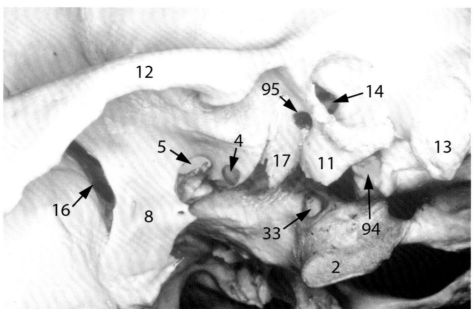

图 1.4　左侧颅底的侧视图。
2　　枕髁
4　　棘孔（脑膜中动脉）
5　　卵圆孔（下颌神经）
8　　翼突外侧板
11　鼓板
12　颧突
13　乳突
14　外耳道
16　翼腭窝
17　鼓室嵴
33　舌下神经孔（第 XII 神经）
94　茎乳孔（第 VII 神经）
95　鼓室表面轮廓

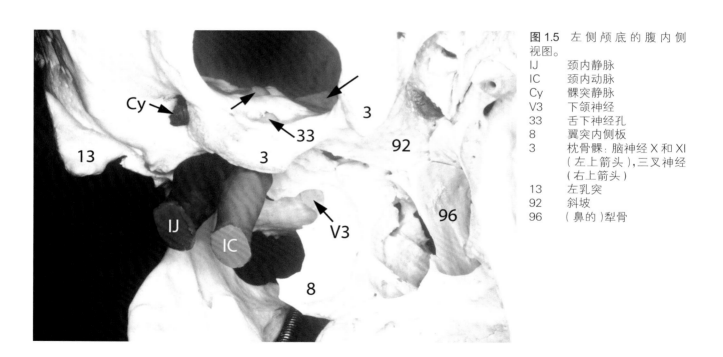

图 1.5　左侧颅底的腹内侧视图。
IJ　　颈内静脉
IC　　颈内动脉
Cy　　髁突静脉
V3　　下颌神经
33　舌下神经孔
8　　翼突内侧板
3　　枕骨髁：脑神经 X 和 XI（左上箭头），三叉神经（右上箭头）
13　左乳突
92　斜坡
96　（鼻的）犁骨

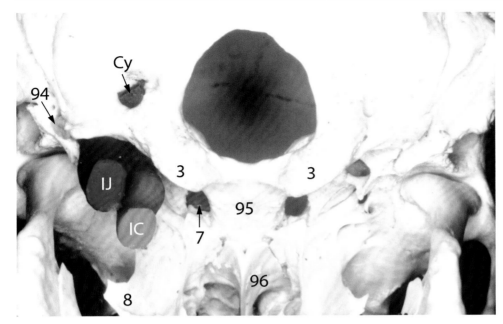

图 1.6 颅底的下面观。
IC 颈内动脉
IJ 颈内静脉
7 破裂孔
Cy 髁状静脉孔
3 枕髁
95 斜坡
96 (鼻的)犁骨
8 翼外突
94 茎乳孔和面神经

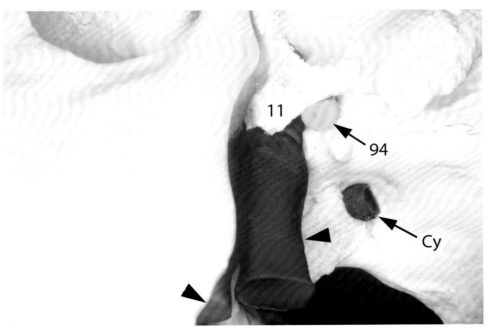

图 1.7 左侧颅底的侧视图,阐明下颌骨与颈内静脉(右箭头)和颈内动脉(左箭头)之间的关系。
Cy 髁静脉
11 鼓板
94 茎乳孔和面神经

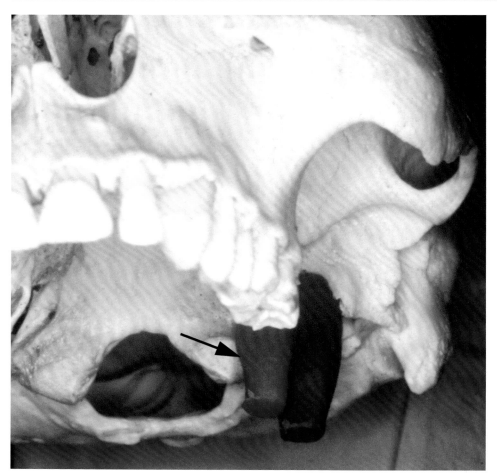

图 1.8　颅底颈内动脉与颈内静脉关系的前后图。注意颈内动脉的内侧和前位（箭头）。

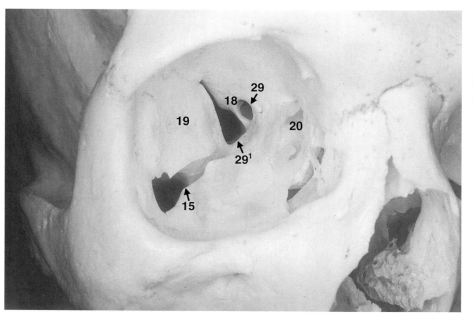

图 1.9　右侧眶部斜面观。
15	眶下裂
18	视柱
19	蝶骨大翼
20	筛迷路
29	视神经孔
29[1]	眶上裂

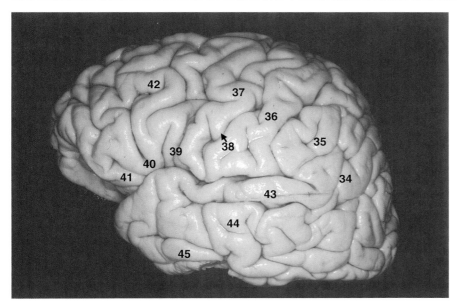

图 1.10　左侧大脑半球的侧面观。
34　　角回
35　　缘上回
36　　中央后回
37　　中央前回
38　　中央沟
39　　岛盖（额下回）
40　　三角部（额下回）
41　　眶回（额下回）
42　　额中回
43　　颞上回
44　　颞中回
45　　颞下回

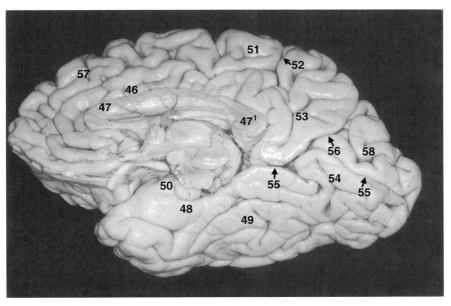

图 1.11　右侧大脑半球内侧观。
46　　扣带回
47　　胼胝体（膝部）
47¹　胼胝体（压部）
48　　海马旁回
49　　后枕下回
50　　钩
51　　旁中央小叶
52　　缘支
53　　楔前叶
54　　舌回
55　　距状沟
56　　顶枕沟
57　　额内侧回
58　　楔叶

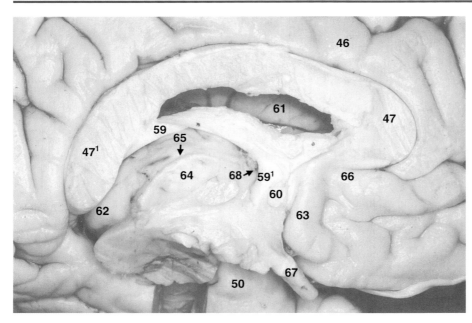

图 1.12   左侧大脑半球矢状位内侧面放大图。
46   扣带回
47   胼胝体（膝）
47¹   胼胝体（压部）
50   钩
59   穹隆（体）
59¹   穹隆（柱）
60   前联合
61   侧脑室
62   丘脑枕
63   终板旁回
64   丘脑（第三脑室）
65   髓纹
66   胼胝体下区（嗅旁区）
67   视交叉
68   室间孔

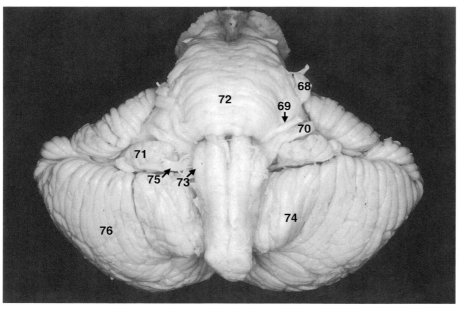

图 1.13   脑干和小脑的腹侧观。
68   三叉神经
69   面神经
70   前庭蜗神经
71   绒球
72   脑桥
73   橄榄
74   扁桃体
75   舌咽神经
76   二腹小叶

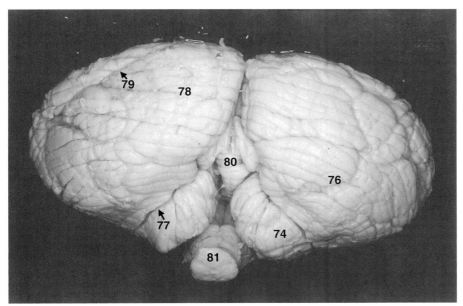

图 1.14 小脑后下观。
74 扁桃体
76 二腹小叶
77 扁桃体后裂隙
78 尾侧（下）半月小叶
79 水平裂
80 （下）蚓部
81 延髓

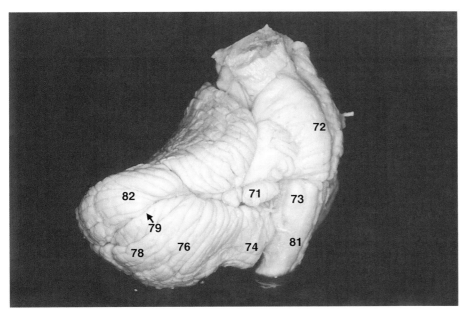

图 1.15 右侧小脑半球和脑干的侧斜位观。
71 绒球
72 脑桥
73 橄榄
74 扁桃体
76 二腹小叶
78 尾侧（下）半月小叶
79 水平裂
81 延髓
82 吻侧（上）半月小叶

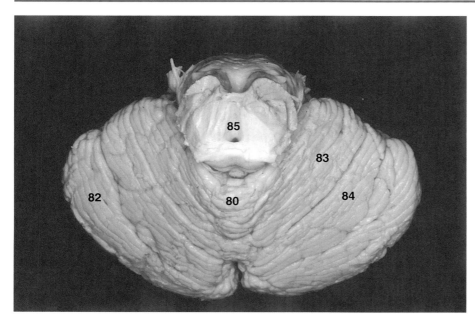

图 1.16   小脑上面观。
80   (上)蚓部
82   头侧上半月小叶
83   方形小叶
84   单小叶
85   中脑导水管

1.1 临床病例

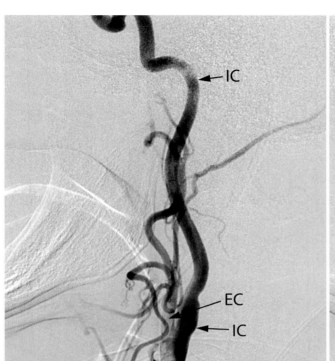
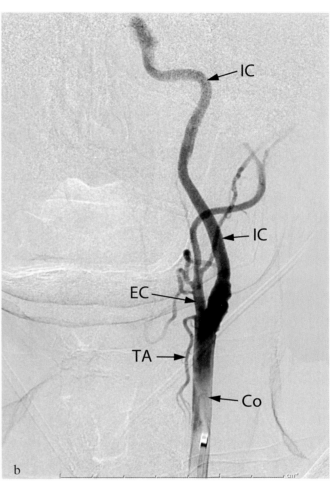

图 1.17 左颈总动脉造影。(a)侧位像。(b)正位像。
IC 颈内动脉
EC 颈外动脉
Co 颈总动脉
FA 面动脉
TA 甲状腺上动脉

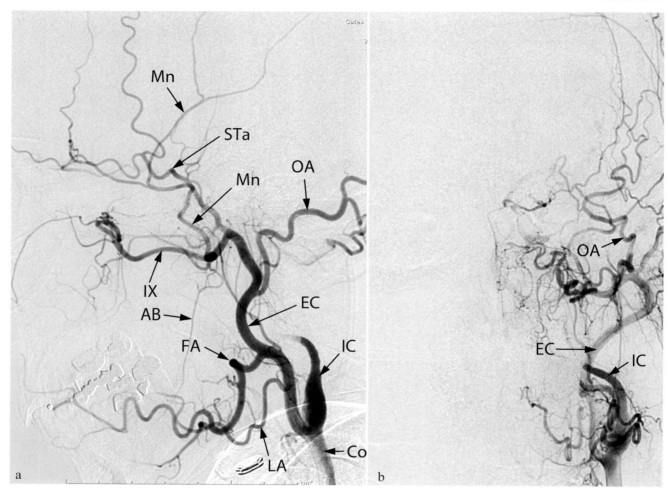

图 1.18   左侧颈外动脉造影。(a)侧位像。(b)正位像。
Mn   脑膜中动脉
STa   颞浅动脉
OA   枕动脉
IX   颌内动脉
AB   颊动脉
EC   颈外动脉
LA   舌动脉
Co   颈总动脉
FA   面动脉
IC   颈内动脉

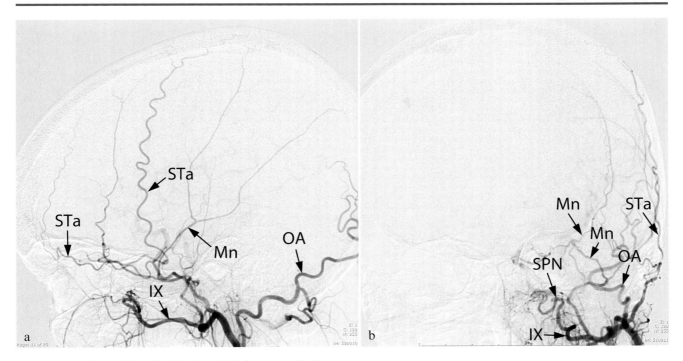

图 1.19 左侧颈外动脉血管造影。(a)侧位像。(b)正位像。

STa 颞浅动脉
Mn 脑膜中动脉
OA 枕动脉
IX 颌内动脉
SPN 蝶腭动脉

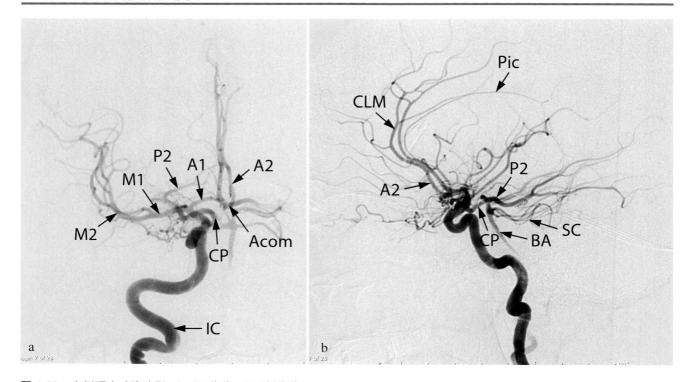

图 1.20　右侧颈内动脉造影。(a)正位像。(b)侧位像。
IC 颈内动脉
Acom 前交通动脉
M1,M2 大脑中动脉 M1,M2 段
A1,A2 大脑前动脉 A1,A2 段
CP 后交通动脉
P2 大脑后动脉 P2 段
Pic 胼周动脉
CLM 胼缘动脉
BA 基底动脉
SC 小脑上动脉

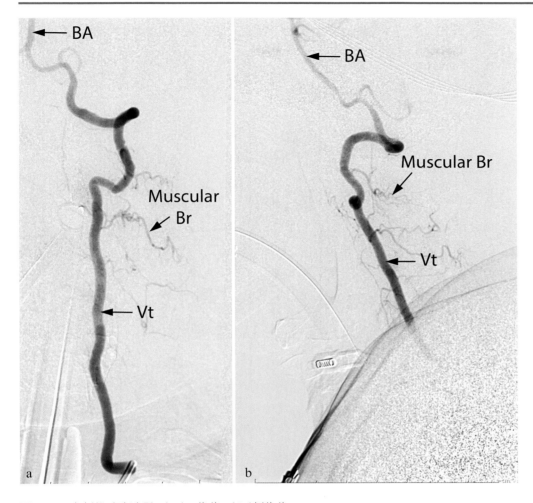

图 1.21　左侧椎动脉造影。(ａ)正位像。(ｂ)侧位像。
BA　　　　　　　基底动脉
Vt　　　　　　　椎动脉
Muscular Br　　肌支

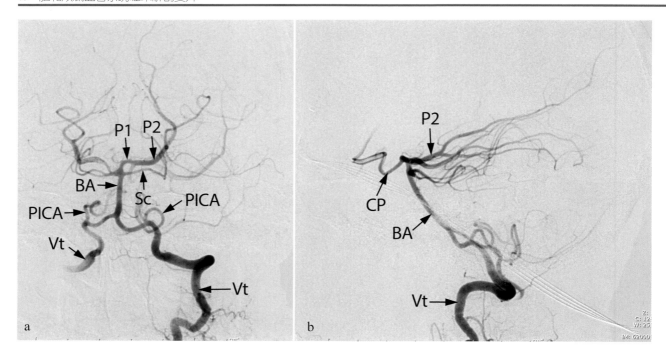

图 1.22 左侧椎动脉颅内段血管造影。(a)正位。(b)侧位。
BA   基底动脉
Vt   椎动脉
Sc   小脑上动脉
P1,P2 大脑后动脉 P1,P2 段
PICA   小脑后下动脉
CP   后交通动脉

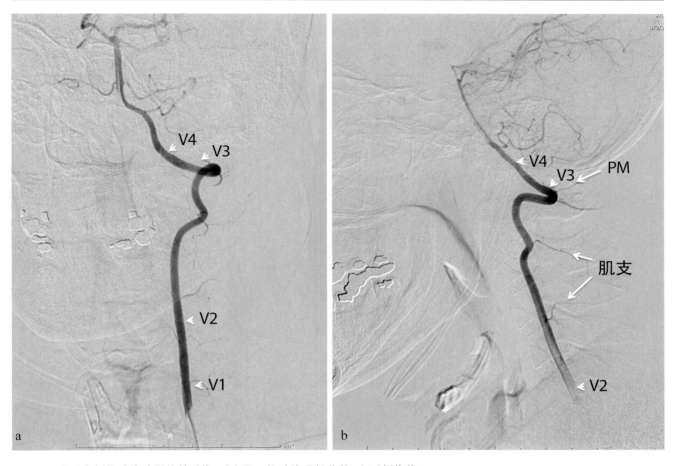

图 1.23 （a）左侧椎动脉造影的前后位，重点显示椎动脉颈部节段。（b）侧位像。

V1　骨外段
V2　横突孔段
V3　椎管外段
V4　硬膜外段
PM　脑膜后动脉支

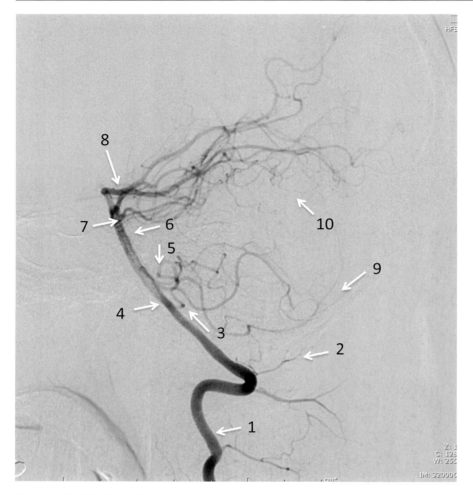

图 1.24   左侧椎动脉侧位血管造影:主要显示颅内分支。
1   椎动脉
2   脑膜后动脉
3   小脑后下动脉
4   基底动脉
5   小脑前下动脉
6   脑桥外侧支
7   小脑上动脉
8   大脑后动脉
9   水平裂内小脑半球的分支
10   小脑上动脉分支

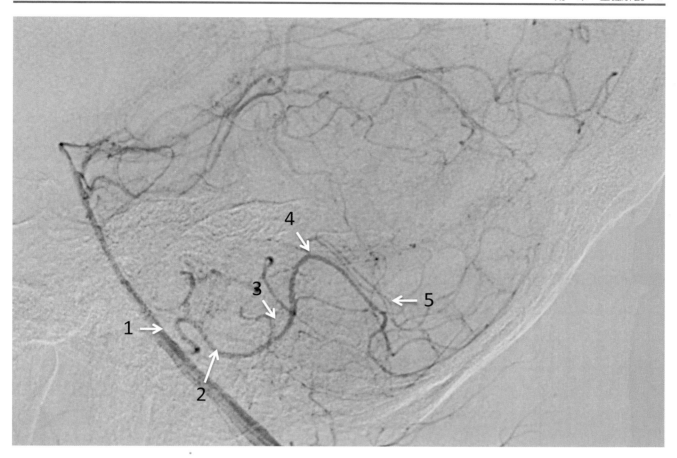

图 1.25　左侧椎动脉颅内段血管造影侧位像。
1　　　小脑后下动脉延髓前段
2　　　小脑后下动脉延髓外侧段
3　　　小脑后下动脉延髓后段
4　　　小脑后下动脉扁桃体上段
5　　　小脑后下动脉半球及蚓部分支

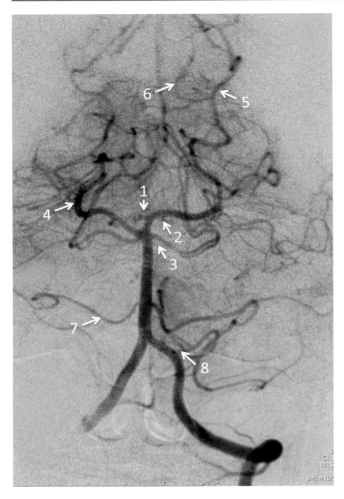

图 1.26　左椎动脉正位血管造影。
1　　丘脑穿动脉和丘脑膝状体动脉
2　　大脑后动脉 P1 段
3　　小脑上动脉
4　　大脑后动脉 P2 周围段
5　　顶枕动脉
6　　距动脉
7　　小脑前下动脉
8　　小脑后下动脉

第二章 颈外动脉

在颈部,颈外动脉发自颈总动脉,位于胸锁乳突肌后方,肩胛舌骨肌下方,二腹肌后腹和茎突舌骨肌上方的三角区内。它穿过二腹肌后腹和茎突舌骨肌中部,止于下颌骨的颈部,在此处发出上颌动脉和颞浅动脉。上颌动脉穿过下颌骨中部进入颞下窝。颞浅动脉继续沿着耳屏前方跨过颧骨。

颈外动脉的分支划分为两大部分,第一部分是起自颈外动脉主干段的近端分支,而第二部分则是起自上颌动脉和颞浅动脉的终末分支。

2.1 颈外动脉近端分支

2.1.1 甲状腺上动脉

甲状腺上动脉是颈外动脉的第一条分支。它起自于颈外动脉的舌骨水平,供应甲状腺上部。

2.1.2 舌动脉

舌动脉发自甲状腺上动脉的正上方。舌动脉起始段有舌下神经跨过,接着穿入舌肌。

2.1.3 面动脉

面动脉通常发自舌动脉起始部上方几毫米处,有时它甚至和舌动脉起源于同一处。它穿过二腹肌后腹和茎突舌骨肌深面,接着走行于下颌骨沟槽内,穿过下颌上方进入颊部。最终分支为位于眼内眦处的内眦动脉。作为颈内动脉系统的代偿血供,内眦动脉与眼动脉分支构成重要的侧支循环。在靠近它的起始部,面动脉发出腭升动脉,分布于扁桃体和咽鼓管。

尽管多数文献认为颈外动脉远端分支为颞浅动脉和上颌动脉,但在发出面动脉分支的后段偶有颈外动脉的其他主要分支,比如枕动脉的后分支,有时甚至还有枕动脉 - 咽升动脉干。不仅咽升动脉和枕动脉之间存在解剖变异,颈外动脉主干也存在解剖变异。

2.1.4 枕动脉

枕动脉发自颈外动脉后壁,伴颈内动脉而行。舌下神经在近其起始部下方穿过。接着枕动脉走行于枢椎横突和乳突尖之间,弯曲段跨过枕骨部。它的末段分支稍有变异,偶尔发出后脑膜支,其上升穿过颈静脉孔供应后颅窝硬脑膜。胸锁乳突肌支作为最重要的肌支,通常发自枕动脉起始部,在进入胸锁乳突肌之前,向下环绕越过舌下神经。在乳突正后上方,枕动脉通常发出一支穿入乳突的动脉,其通过乳突孔穿入颅骨,同时供应后颅窝硬脑膜。枕动脉发出多条分支至枕骨下区肌肉组织,这些分支和椎动脉血管肌支吻合,偶尔会与椎动脉形成"危险吻合"。

2.1.5 耳后动脉

耳后动脉通常起源于颈外动脉远端到枕动脉起始部之间,但也可能从枕动脉自身发出。它最终分布于外耳道和乳突区。胸锁乳突肌支沿着面神经在外耳道下方进入茎乳孔。

2.1.6 咽升动脉

咽升动脉通常起源于靠近颈总动脉分叉处的颈外动脉后方。然而,它的起源和结构变异相当复杂。

它可发自颈内动脉、枕动脉起始部或者枕动脉较远端处。随着咽升动脉向上走行,它发出肌支到咽部,并且供应咽鼓管。在发出至咽鼓管的分支之前,咽升动脉还可能发出后脑膜支,其有时沿着迷走神经和副神经上行穿入颈静脉孔,有时在舌下神经附近穿过舌下神经管。偶尔,起源于咽升动脉的后脑膜动脉可能分叉,发出分别穿入舌下神经管和颈静脉孔的后颅窝硬脑膜分支。咽升动脉可能与同侧的椎动脉形成"危险吻合"。

2.2 颈外动脉远端分支

2.2.1 颞浅动脉

颞浅动脉作为颈外动脉远端的一条分支,起自位于下颌基底部后方的腮腺部。有时则为颈外动脉更小的分支出现。它跨过颧弓表面分为前后支。颞浅动脉发出面横动脉分支至腮腺前界,与面神经的颊支或颧支相伴向前走行。

2.2.2 上颌动脉

上颌动脉是颈外动脉的主要续支。首先,它嵌入腮腺,穿过下颌角,沿着翼外肌表面走行。上颌动脉的颞下段有时位于翼外肌的深面,有时位于翼外肌的表面。第 5 对脑神经第三分支的颊支在出卵圆孔时越过上颌动脉,然后第 5 对脑神经第三支的其余分支则从上颌动脉中部经过。脑膜中动脉发自上颌动脉进入棘孔,而耳颞神经的两根部则分别从上颌动脉两侧经过。颊支伴随第 5 对脑神经第三分支的颊神经走行。通常情况下,上颌动脉发出副脑膜动脉直接穿入卵圆孔。有时,副脑膜动脉起源于脑膜中动脉自身。随着上颌动脉向远端内侧走行,发出颞深动脉至颞肌。

随着上颌动脉行走至翼腭窝前方与翼肌外侧,发出经过上颌骨的上牙槽后动脉。接着上颌动脉经过翼肌外侧深面进入蝶腭孔。上颌动脉还发出一支眶下动脉,行走在第 5 对脑神经第二分支前方,并与其同时进入眶下裂。在眶下动脉远端,上颌动脉终末分支蝶腭动脉上行经过翼腭窝进入鼻腔。

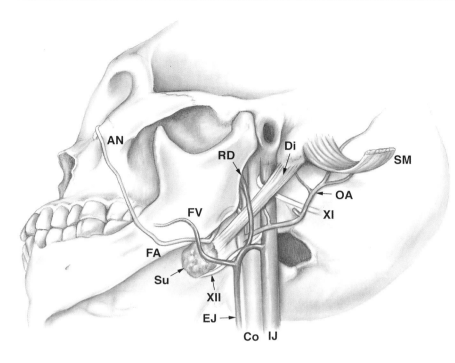

图 2.1　颈浅和下颌后区。
Su　　下颌下腺
XI　　第 11 对脑神经（副神经）
XII　　第 12 对脑神经（舌下神经）
SM　　胸锁乳突肌
AN　　内眦动脉
Di　　二腹肌后腹
EJ　　颈外静脉
FV　　面静脉
FA　　面动脉
Co　　颈总动脉
IJ　　颈内静脉
OA　　枕动脉
RD　　下颌后静脉

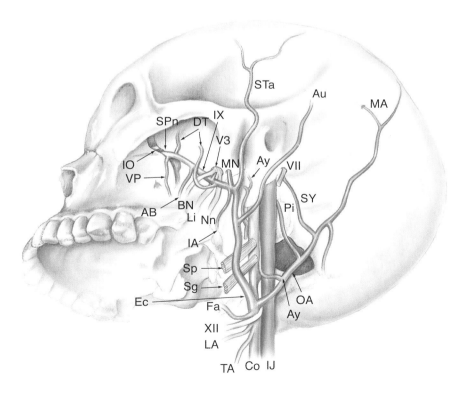

图 2.2　切除下颌骨，暴露颞下窝及上颌动脉分支的深部解剖。
AB　　颊动脉
Au　　耳后动脉
Ay　　咽升动脉
BN　　颊神经
Co　　颈总动脉
DT　　颞深动脉
Ec　　颈外动脉
Fa　　面动脉
IO　　眶下神经（第 5 对脑神经第二支）＜三叉神经上颌支＞
IA　　下牙槽动脉
IJ　　颈内静脉
IX　　上颌动脉
Li　　舌神经
LA　　舌动脉
MA　　乳突动脉
MN　　脑膜中动脉
Nn　　下牙槽神经
OA　　枕动脉
Pi　　脑膜后动脉
Sg　　茎突舌肌
Sp　　茎突咽肌
SPn　　蝶腭动脉
STa　　颞浅动脉
SY　　茎突动脉
TA　　甲状腺上动脉
VP　　上牙槽后动脉
VII　　第 7 对脑神经（面神经）
XII　　第 12 对脑神经（舌下神经）
V3　　第 5 对脑神经第三支（三叉神经下颌支）

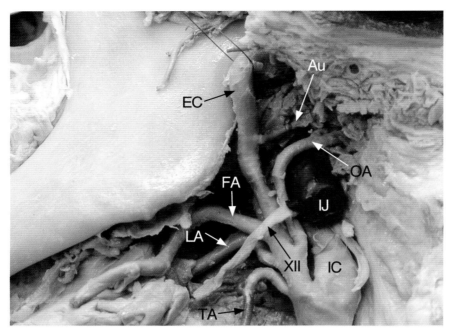

图 2.3 颈动脉复合体颌下观。
IJ　颈内静脉
XII　舌下神经
FA　面动脉
LA　舌动脉
TA　甲状腺上动脉
Au　耳后动脉
OA　枕动脉
EC　颈外动脉
IC　颈内动脉

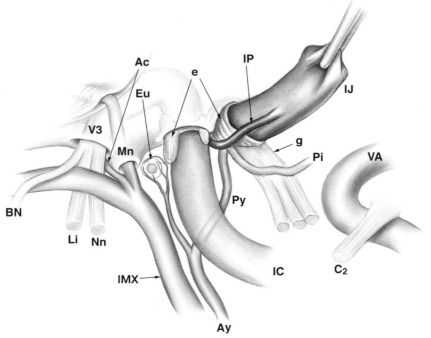

图 2.4 左颞下窝外侧近面观。注意岩下静脉在颈部汇入颈内静脉。
Ac　脑膜副动脉
AY　咽升动脉
BN　颊神经
C2　第 2 颈神经
Eu　咽鼓管
IC　颈内动脉
IP　岩下静脉
IJ　颈内静脉
IMX　上颌动脉
Li　舌神经
Mn　脑膜中动脉
Nn　下牙槽神经
Pi　脑膜后动脉（枕动脉分支）
Py　脑膜后动脉（咽升动脉分支）
VA　椎动脉
V3　第 5 对脑神经第三支（三叉神经下颌支）
e　纤维带
g　神经部

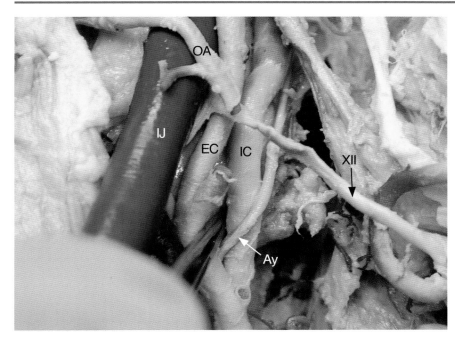

图 2.5 右侧颈部。咽升动脉发自颈外动脉起始处。

IC　颈内动脉
XII　舌下神经
OA　枕动脉
IJ　颈内静脉
EC　颈外动脉
Ay　咽升动脉

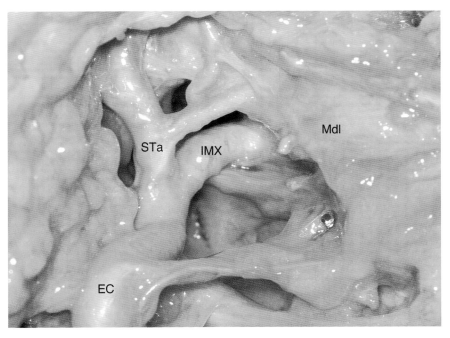

图 2.6 右侧颈外动脉分叉的颞浅动脉和上颌动脉。上颌动脉在下颌角后方进入颞下窝。

STa　颞浅动脉
IMX　上颌动脉
Mdl　下颌角
EC　颈外动脉

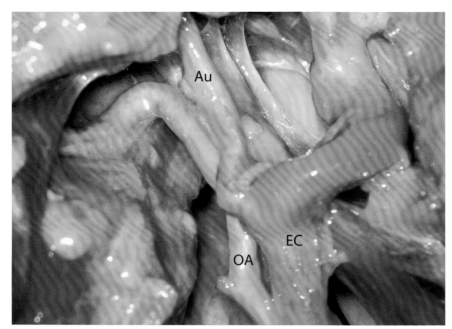

图 2.7 发自右侧颈外动脉的分支。枕动脉和耳后动脉。
Au 耳后动脉
EC 颈外动脉
OA 枕动脉

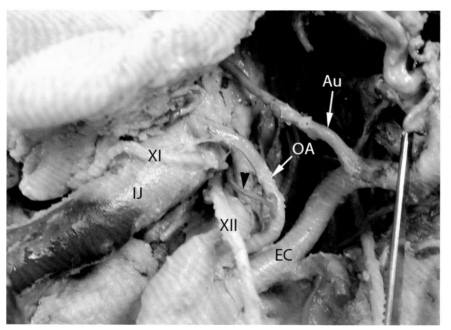

图 2.8 第 11 对脑神经（副神经）从颈内静脉深部穿过，接着转行至颈内静脉的后部浅层。
XII 舌下神经
OA 枕动脉
Au 耳后动脉
EC 颈外动脉
XI 副神经
IJ 颈内静脉

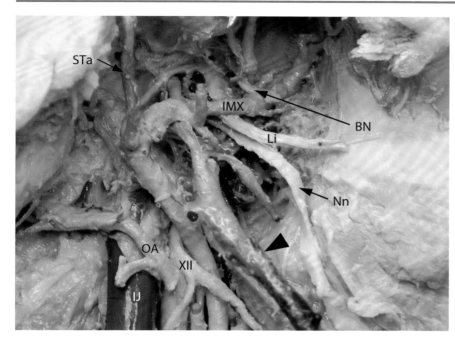

图 2.9　上颌动脉在右侧颞下窝的走行。
舌神经和下牙槽神经从上颌动脉中部
穿过。

BN	颊神经
STa	颞浅动脉
OA	枕动脉
Li	舌神经
Nn	下牙槽神经
IJ	颈内静脉
XII	舌下神经
黑箭头	颞下窝引流静脉
IMX	上颌动脉汇入面总动脉

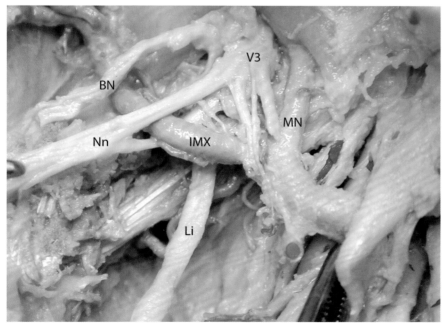

图 2.10　上颌动脉穿入下牙槽神经。
左侧。

BN	颊神经
Li	舌神经
V3	下颌神经
MN	脑膜中动脉
Nn	下牙槽动脉
IMX	上颌动脉

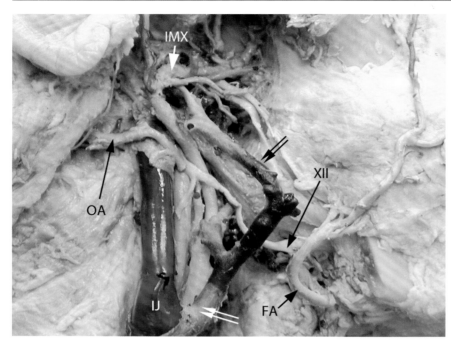

图 2.11　左侧面总静脉（白色双箭头）汇入颈内静脉。有一支来自颞下窝的大静脉（黑色双箭头）作为支流静脉汇入面总静脉。

FA　　面动脉
IMX　上颌动脉
OA　　枕动脉
XII　　舌下神经
IJ　　　颈内静脉

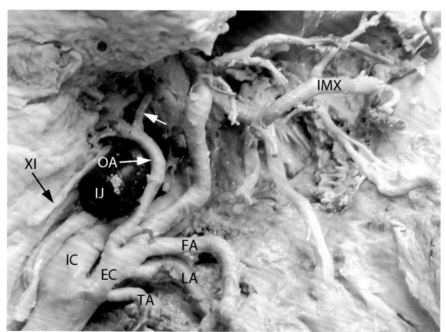

图 2.12　右侧枕动脉发出一支分支（白色箭头）穿过颈静脉孔到颅后窝硬脑膜。第 11 对脑神经（副神经）穿过颈内静脉的中后部。

FA　　面动脉
LA　　舌动脉
TA　　甲状腺上动脉
IMX　上颌动脉
IC　　颈内动脉
EC　　颈外动脉
XI　　副神经
OA　　枕动脉
IJ　　　颈内静脉

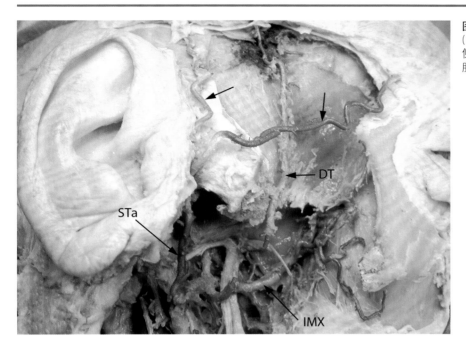

图2.13 在帽状腱膜下层,颞浅动脉（STa）分为前支（右侧箭头）和后支（左侧箭头）。来自上颌动脉（IMX）供应颞肌（DT）的分支,走行于颞浅动脉深部。

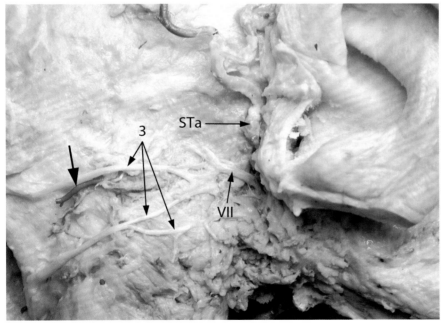

图2.14 第7对脑神经（面神经）（Ⅶ）与颞浅动脉（STa）根部的位置关系。
"3" 面神经分支颊神经
箭头 面横动脉

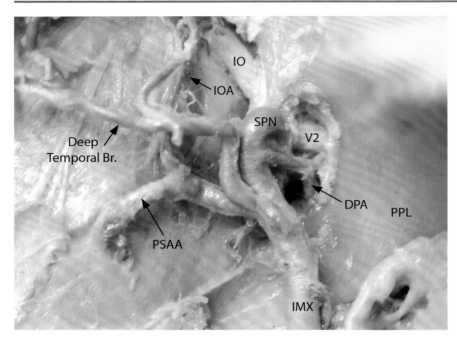

图 2.15　位于翼突内侧板（PPL）前方翼腭窝处的上颌动脉（IMX）终末段。第 5 脑神经第二支（V2）延续为眶下神经（IO）。

SPN	蝶腭动脉
IOA	眶下动脉
PSAA	下牙槽后动脉
DPA	腭降动脉
Deep Temporal Br.	颞深动脉分支

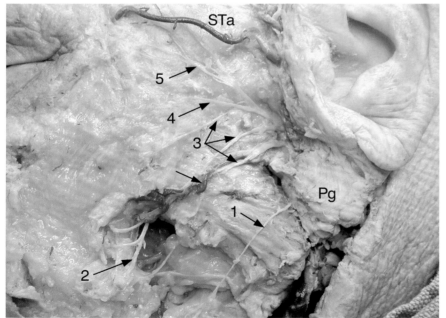

图 2.16　左侧面部。各面神经分支从面横动脉（箭头）到颞浅动脉前支的分布。

1	颈支
2	下颌支
3	颊支
4	颧支
5	颞颧支
Pg	腮腺
STa	颞浅动脉

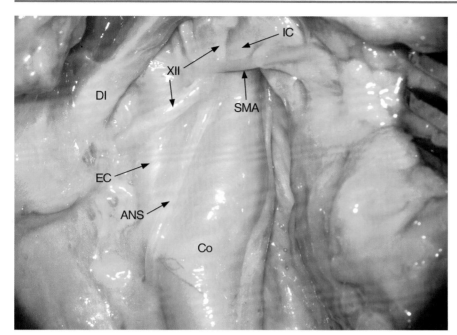

图 2.17 暴露左侧颈部颈总动脉，显示舌下神经绕过一支来自颈外动脉到胸锁乳突肌的动脉分支。
DI 二腹肌后腹
ANS 舌下神经降支
SMA 胸锁乳突肌支
IC 颈内动脉
XII 舌下神经
EC 颈外动脉
Co 颈总动脉

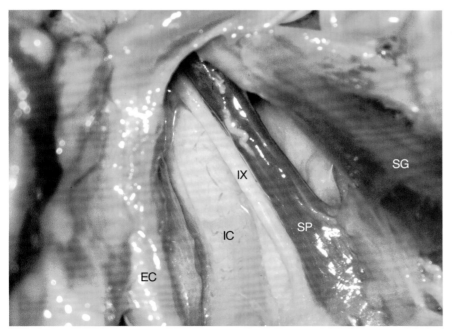

图 2.18 右侧伴行舌咽神经的颈内动脉斜行穿入咽缩肌。
SP 茎突咽肌
SG 茎突舌肌
EC 颈外动脉
IX 上颌动脉
IC 颈内动脉

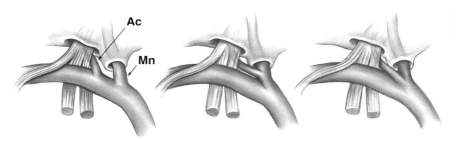

图 2.19　脑膜中动脉（Mn）起始部和脑膜副动脉（Ac）变异关系的左侧近面观。

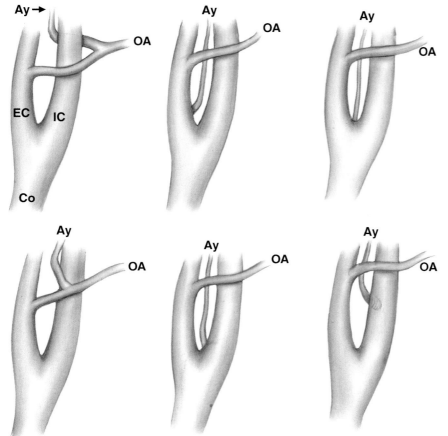

图 2.20　起源于颈总动脉分叉处的咽升动脉变异。
Ay　咽升动脉
Co　颈总动脉
EC　颈外动脉
IC　颈内动脉
OA　枕动脉

2.3 临床病例

2.3.1 病例1

一位青年患者，颈部进行性、无痛性肿胀。磁共振提示为均匀强化的颈动脉分叉处占位。血管造影证实为一个颈动脉体瘤，由颈外动脉近端多条分支供血。在经过颈动脉球囊闭塞试验后，使用液体栓塞剂，将这些瘤体分支血管选择性地插入导管进行栓塞，然后，手术切除肿瘤，保留颈内动脉。病理检验为良性颈动脉体血管神经肌瘤。

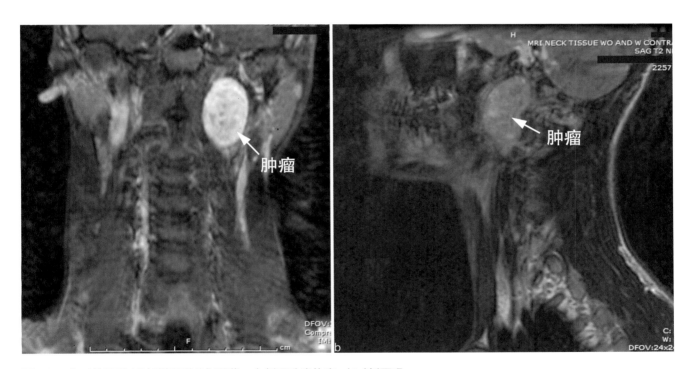

图2.21 （a）前后观，颈部增强磁共振影像。左侧颈动脉体瘤。（b）侧面观。

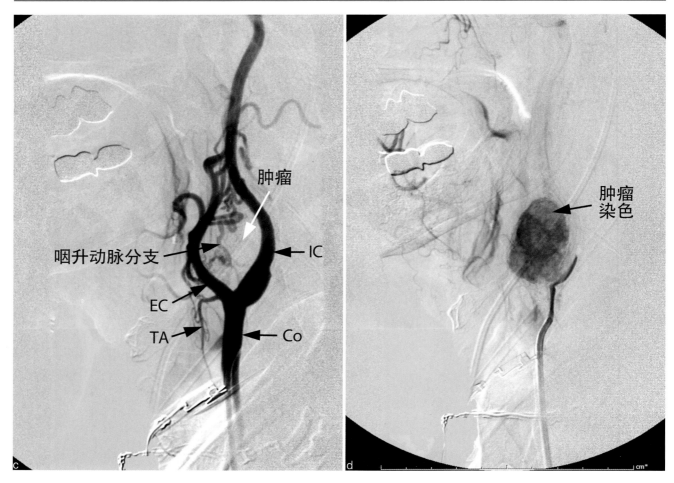

图 2.21（续）（c）左侧颈总动脉（Co）血管造影。颈内动脉（IC）和颈外动脉（EC）因瘤体而间距增大。甲状腺上动脉（TA）；咽升动脉分支（箭头）。（d）后期显示瘤体染色。

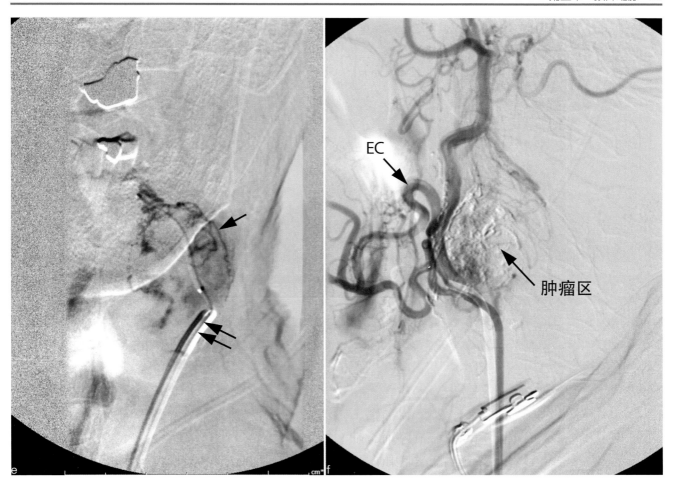

图 2.22（续）（e）颈外动脉（EC）微导管（双箭头）造影提示瘤体供血丰富（箭头）。（f）栓塞后，颈动脉血管造影提示颈外动脉分支保留，瘤体不显影。

2.3.2　病例2

中年女性,表现为人格改变和持续性加重的头痛。磁共振示位于右额部,右额凸面硬脑膜为基底的大肿物,并伴有严重的大脑水肿。血管造影证实来自右侧脑膜中动脉的血供丰富,该动脉用液体栓塞剂栓塞。肿瘤通过右侧额部开颅术切除。病理检验为良性脑膜瘤。

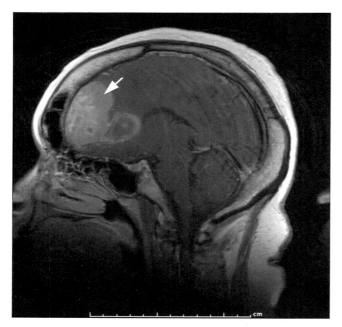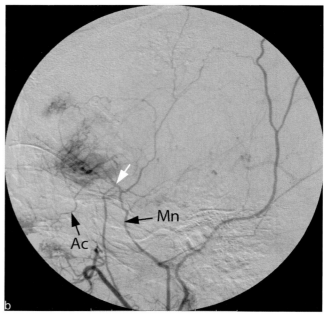

图 2.22　(a)脑部矢状位 T1 增强磁共振影像图。一个不同组织来源、伴强化、部分为囊性的以硬脑膜为基底的大肿块(箭头)。肿块周围伴有水肿。(b)选择性左侧颈外动脉血管造影提示脑膜中动脉(Mn)额支(箭头)和脑膜副动脉(Ac)血流供血丰富。

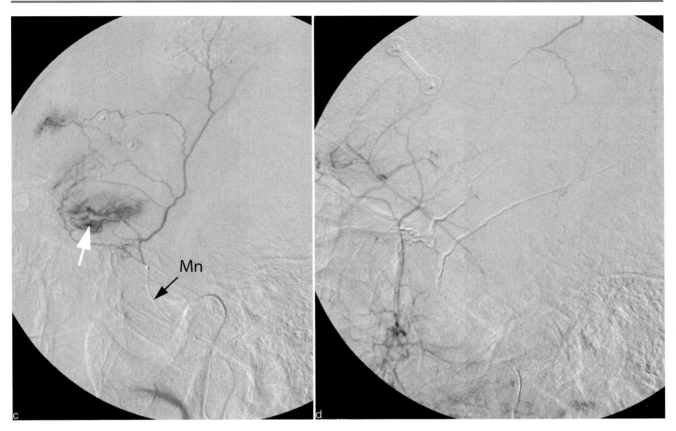

图 2.22（续）（c）位于脑膜中动脉（Mn）的微导管。脑膜中动脉供应瘤体（白色箭头）。（d）通过脑膜中动脉栓塞后，瘤体无血流显影。

2.3.3 病例3

12岁男孩,表现为突发昏厥和急性加重的右侧脸部肿胀。磁共振提示鼻咽部均匀强化的占位,侵犯上颌窦前下方、右侧眼眶、筛窦和蝶窦。CT确认瘤体侵犯骨质,骨质重建。血管造影提示有来自颈外动脉上颌动脉分支的丰富血流,包括脑膜中动脉、脑膜副动脉、蝶腭动脉和筛动脉分支。另外,也有颈内动脉海绵窦支的血供。栓塞蝶腭动脉和脑膜副动脉。通过脑膜动脉造影发现在脑膜中动脉(Mn)和眼动脉之间存在交通血管,用弹簧圈栓塞此血管;为了避免栓塞材料进入眼动脉或者颈内动脉,接着栓塞脑膜中动脉。通过扩大鼻腔经上颌入路切除瘤体。该患者恢复好,未遗留功能障碍。病理检查为青少年鼻血管纤维瘤。

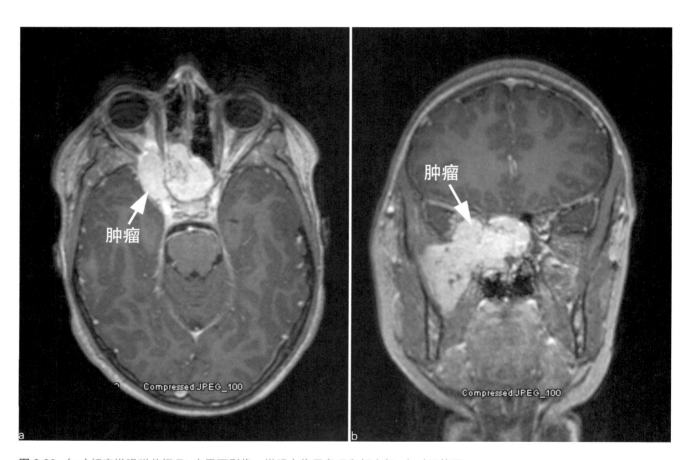

图2.23 (a)颅底增强磁共振T1水平面影像。增强占位于鼻咽和颅底部。(b)冠状面。

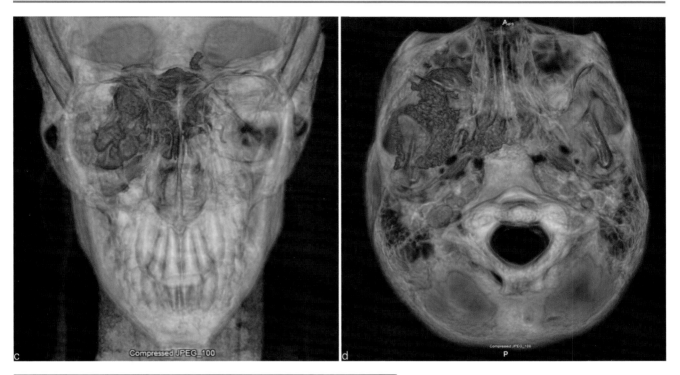

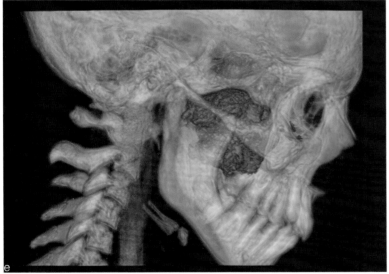

图 2.23（续）（c）颅底冠状位, CT 显示瘤体相对于颅骨骨性结构的关系。（d）水平面。（e）右侧面观。

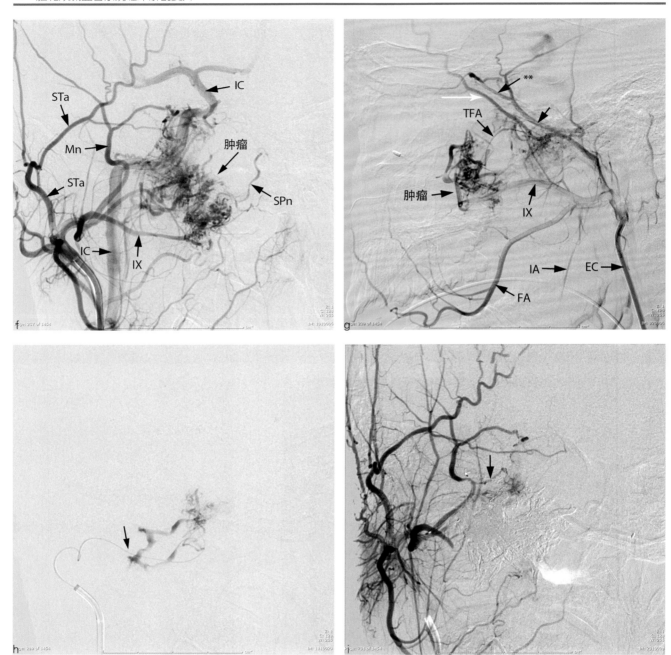

图 2.23（续）（f）颈外动脉选择性微导管造影正位。Mn，脑膜中动脉；SPn，蝶腭动脉；STa，颞浅动脉；IX，上颌动脉；IC，颈内动脉。（g）(f)图的左侧面观。FA，面动脉；EC，颈外动脉；IX，上颌动脉；IA，下牙槽动脉；Mn，脑膜中动脉。**，脑膜中动脉脑膜支显影（上箭头）；DTA，颞深动脉（白色箭头）；TFA，面横动脉。（h）在蝶腭骨连接处（箭头）的上颌动脉分支用 onyx 胶进行选择性栓塞。（i）栓塞后颈外动脉血管造影。造影显示有残余脑膜中动脉分支供血（箭头）到肿瘤。

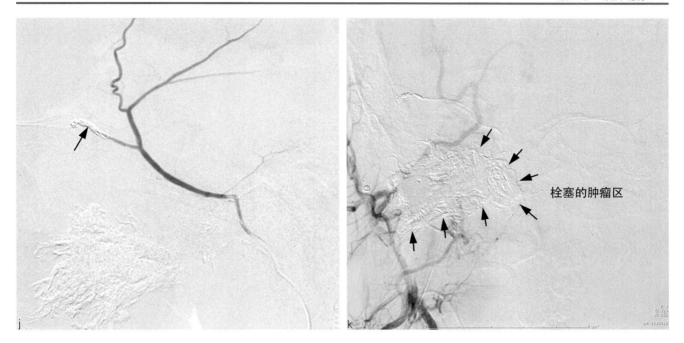

图 2.23(续) (j)弹簧圈填入脑膜中动脉分支(箭头)。(k)瘤体完全栓塞。

临床荟萃

- 内眦动脉与眼动脉分支构成重要的侧支循环,作为颈内动脉系统的代偿血供。
- 在乳突正后上方,枕动脉通常发出一支穿入乳突的动脉,其通过乳突孔穿入颅骨同时供应后颅窝硬脑膜。枕动脉发出多条分支至枕骨下区肌肉组织,这些分支和椎动脉血管肌支吻合。偶尔与椎动脉发生"危险吻合"。
- 茎乳突支伴行面神经在外耳道下方进入茎乳突孔,因此栓塞硬脑膜动静脉瘘或者动脉瘤时,防止面神经麻痹相当重要。
- 咽升动脉可能与同侧的椎动脉形成危险吻合。脑膜支也供应舌咽神经和迷走神经的脑神经节,因此,栓塞这条分支时,应该高度警惕。

- 脑膜中动脉在棘孔水平发出向后方走行的岩支,该分支沿颅中窝底部分布并且供应膝状神经节。它通常是岩上部和横 - 乙状窦连接处硬脑膜动静脉瘘的主要责任血管。异常栓塞可能导致面神经麻痹。脑膜中动脉主干沿着蝶骨大翼向前,提供颅骨侧方硬脑膜血供,通常,这些脑膜支与穿过眶上裂侧壁的眼动脉吻合。通过此处危险吻合血管支栓塞脑膜中动脉,可能导致失明。
- 蝶腭部也可发出分支至筛窦房。这些分支通常与眼动脉筛部前后分支形成吻合。通过颗粒物栓塞这些危险吻合血管网治疗鼻出血或血管瘤过程中,可能导致失明或者神经损害后遗症。

第三章　颈内动脉

颈内动脉在颈部起始于颈总动脉分叉处。在该处,颈总动脉同时还发出颈外动脉。从颈总动脉发出后,颈内动脉首先走行于颈动脉三角,位于胸锁乳突肌前缘内侧,被深筋膜覆盖。继之,走行于二腹肌后腹及茎突舌骨肌内侧。其远段走行于茎突舌肌(或茎突)、茎突咽肌内侧,而颈外动脉位于上述结构的外侧。颈内动脉一般位于咽上缩肌表面。在颅底,颈内动脉和跨过其外侧面的舌咽神经及岩下静脉关系密切,而颈内静脉和迷走神经、副神经关系密切。

舌下神经孔位于颈内动脉入颅底处的内侧稍偏后处。在颅底处,颈内动脉和舌咽神经、迷走神经、副神经、舌下神经等结构一起被包裹于一个坚韧纤维环中。颈内动脉在耳蜗、鼓室的前下方进入颅底,呈轻度弧形略向前、向内上行,然后向内走行穿过三叉神经半月节下方,转向上进入海绵窦。通常颈内动脉管和三叉神经半月节之间有一较薄的骨性分隔。如骨性分隔缺如,在颈内动脉管骨膜和三叉神经半月节下表面之间会有一坚韧的纤维膜结构,这个纤维结构就是颈内动脉三叉神经韧带。在破裂孔基底部,颈内动脉进入海绵窦前,颈内动脉及其管膜往往紧密附着于岩骨破裂孔基底部。这一解剖基础决定了最常见的颈内动脉夹层好发部位,位于游离的颈内动脉颈段和固定的颈内动脉岩骨段的连接处。颅底颈动脉管内段颈内动脉直径粗于其后续的硬膜内段。在进入海绵窦前,位于骨性颈动脉管内的颈内动脉和交感神经、静脉窦一起被包绕于坚韧的骨膜内。颈内动脉通过岩舌韧带下方进入海绵窦后,颈内动脉管膜呈喇叭状延伸,与海绵窦壁的内层相延续。

骨性颈动脉管内的管膜外侧部分与海绵窦外侧壁内侧部分相延续。三叉神经眼支、动眼神经、滑车神经走行于海绵窦外侧壁。展神经走行于海绵窦内,通过一又薄又短的纤维韧带附着于颈内动脉。颈内动脉管膜也与鞍底硬膜相延续。颈内动脉走行于垂体窝外、下方的蝶骨体颈动脉切迹内,然后转向内侧通过近侧硬膜环,最后向上穿过远侧环进入颅内硬膜下腔隙。海绵窦与垂体之间被一层从海绵窦顶延伸至海绵窦底的幕状硬膜分隔。需要指出的是,动眼神经、滑车神经在海绵窦外侧壁走行过程中走行于硬膜鞘或管内。穿出海绵窦壁硬膜鞘后,滑车神经向上经总腱环外侧进入眶内。动眼神经穿过腱环时,在眶尖处分为上下两支。三叉神经第一支通过眶尖部时,仅仅鼻睫神经经总腱环进入眶内,其余分支均经总腱环外侧进入眶内。三叉神经第二支行经蝶骨体三叉神经切迹,通过圆孔出颅到达眶下裂。尽管三叉神经第二支走行于海绵窦外侧壁底部,实际上该部分并不能算作海绵窦壁。

颈内动脉海绵窦段、岩骨段均发出小分支。即使在灌注的标本上也很难发现这些小分支。颈鼓动脉是从颈内动脉岩骨段发出的一个小分支,该小动脉通过颈动脉管上的小孔穿入鼓室。此外,颈内动脉在海绵窦内垂直上行一小段后,发出脑膜垂体干。颈内动脉海绵窦内水平段中部,在展神经的上外侧方,发出下外侧干,该动脉供应外侧硬膜及半月节。部分颈内动脉海绵窦内水平段发出的小分支可穿至鞍底,有一向前的小分支供应蝶骨小翼硬膜。

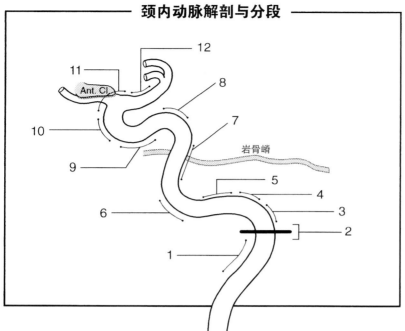

颈内动脉解剖与分段

Ant. Cl.

岩骨嵴

图 3.1　颈内动脉解剖学分段。
1　　颈段
2　　入颅段
3　　岩骨段升部
4　　岩骨段膝部
5　　岩骨段半月节前部
6　　岩骨段半月节后部
7　　破裂孔段
8　　海绵窦内后膝段
9　　海绵窦内水平段
10　海绵窦内前膝段
11　视神经颈内动脉三角
12　床突上段

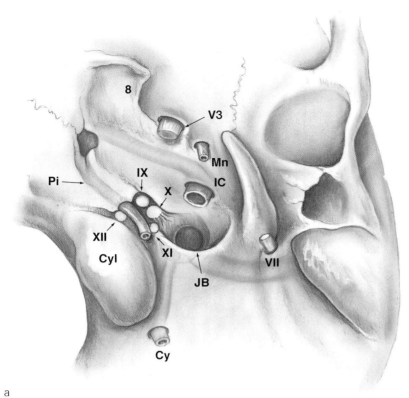

图 3.2 （a）颅底左侧面观。岩下窦穿过独立的骨孔，移行为颈部的岩下静脉，最终汇入颈内静脉。

Pi	岩下窦
8	翼突外侧板
V3	三叉神经第 3 支
IX	舌咽神经
X	迷走神经
XI	副神经
XII	舌下神经
JB	颈静脉球
Cyl	髁状突
IC	颈内动脉
Mn	脑膜中动脉
VII	面神经
Cy	髁静脉孔

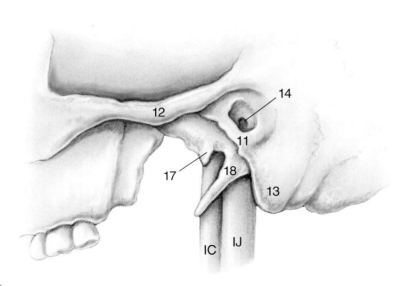

图 3.2 （b）颅底左侧面观，显示茎突和颈内动脉及颈内静脉的关系（同图 1.3b）。

11	鼓板
12	颧突
13	乳突
14	外耳道
17	鼓膜嵴
18	茎突
IC	颈内动脉
IJ	颈内静脉

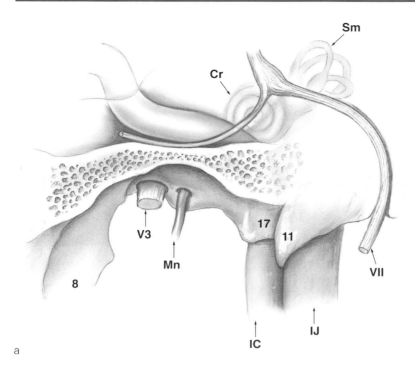

图 3.3 （a）颅骨左侧面观。显示高颈段颈内动脉、颈内动脉入颅段及颈内动脉岩骨段起始部分的基本关系。

Cr	耳蜗
IC	颈内动脉
IJ	颈内静脉
Mn	脑膜中动脉
Sm	半规管
V3	三叉神经第 3 支
8	翼突外侧板
11	鼓板
17	鼓膜嵴
VII	面神经

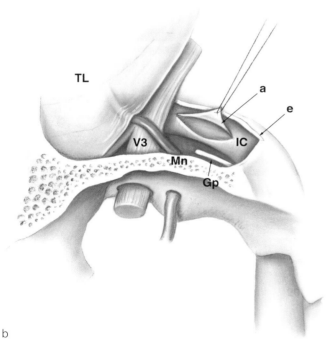

图 3.3 （b）颅骨左侧面观。

a	切开管膜，显露颈内动脉
e	显露颈内动脉管的骨窗
V3	三叉神经第 3 支
Gp	岩浅大神经
IC	颈内动脉
Mn	脑膜中动脉
TL	颞叶（硬膜）

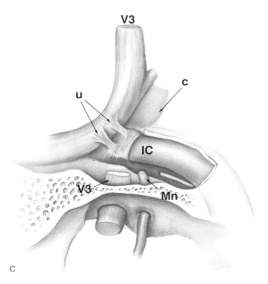

图 3.3 （c）颅骨左侧面观。
IC　　颈内动脉
V3　　三叉神经第 3 支
Mn　　脑膜中动脉
C　　　Meckel's 腔（底部）
u　　　三叉神经颈内动脉韧带

c

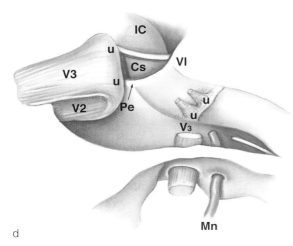

图 3.3 （d）颅骨左侧面观。
Cs　　海绵窦
IC　　颈内动脉
Pe　　岩舌韧带
V2　　三叉神经第 2 支
V3　　三叉神经第 3 支
u　　　三叉神经颈内动脉韧带残端
VI　　展神经
Mn　　脑膜中动脉

d

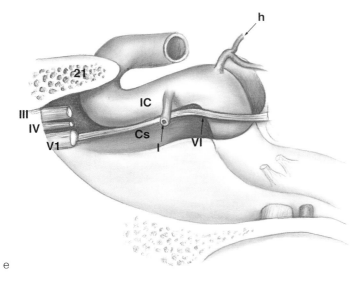

图 3.3 （e）颅骨左侧面观。
Cs　　海绵窦
IC　　颈内动脉
h　　　脑膜垂体干
I　　　下外侧干
III　　动眼神经
IV　　滑车神经
V1　　三叉神经第 1 支
VI　　展神经
21　　前床突

e

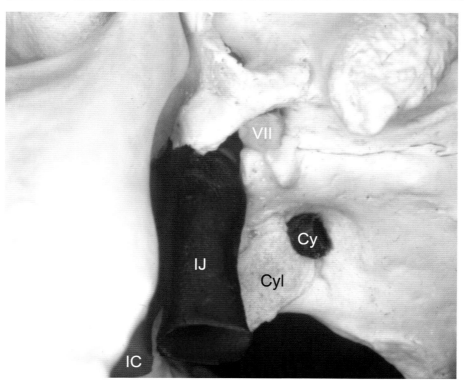

图 3.4　在下颌三角的内侧,颈内动脉走行于颈内静脉的前内侧。
VII　面神经茎乳孔段
Cy　髁静脉孔
Cyl　髁状突
IC　颈内动脉
IJ　颈内静脉

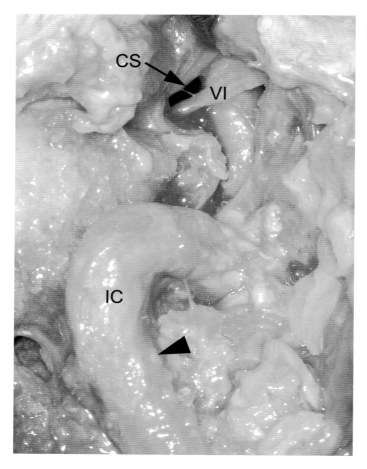

图 3.5　去除颅底骨质,显示右侧颈内动脉(IC)向上、向前进入海绵窦(CS)。箭头为颈内动脉入颅处。
VI　展神经

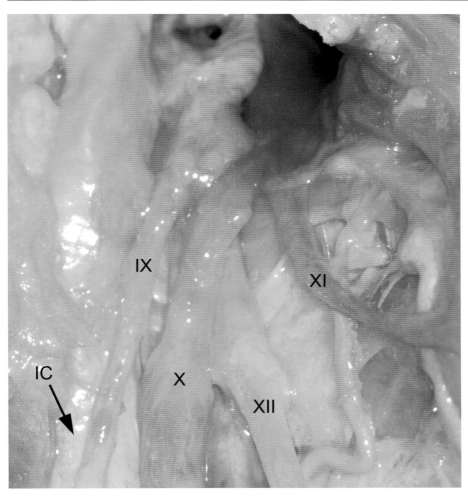

图 3.6　切除颈内静脉，显露左侧颈静脉孔内侧的脑神经。

XI　　副神经

X　　迷走神经

IX　　舌咽神经 舌咽神经从外侧跨过颈内动脉（IC），舌下神经（XII）先在舌咽神经、迷走神经、副神经深部下行，然后向表浅处走行，直至跨过颈外动脉（未显示）

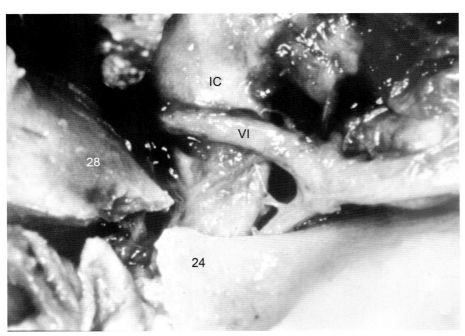

图 3.7　颈内动脉（IC）通过岩舌区域进入海绵窦段右侧面观。所有硬膜已被切除。

VI　　展神经

24　　蝶骨舌突

28　　岩尖

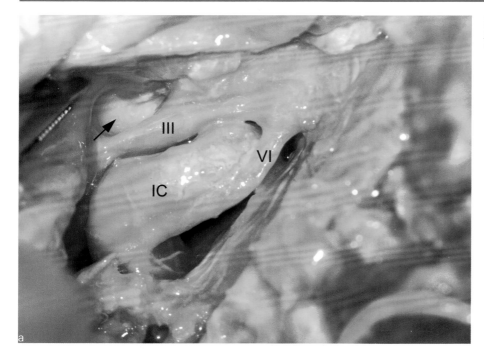

图 3.8 （a）右颈内动脉（IC）海绵窦段及其硬膜内延伸段（箭头）。
VI 展神经
III 动眼神经

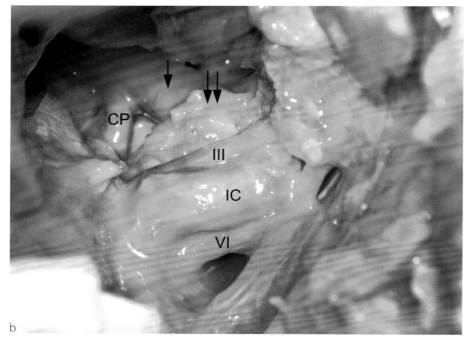

图 3.8 （b）远侧硬膜环（双箭头）后的右颈内动脉颅内段（单箭头）。
IC 颈内动脉
CP 后交通动脉
III 动眼神经
VI 展神经

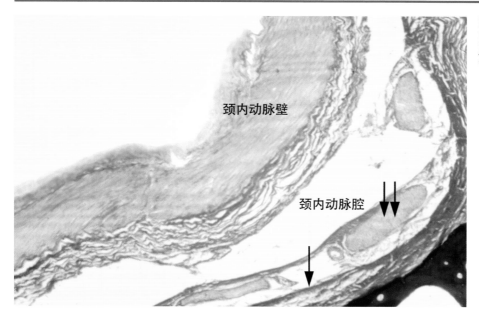

图 3.9 颈内动脉岩骨段矢状断面图。单箭头所指为颈内动脉内的管膜。双箭头显示交感神经节环绕于管膜中。

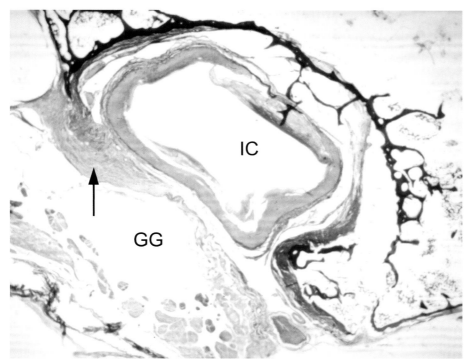

图 3.10 骨管内颈内动脉（IC）冠状切面显示颈内动脉与三叉神经半月节（GG）之间被较厚的硬膜（箭头）分隔。

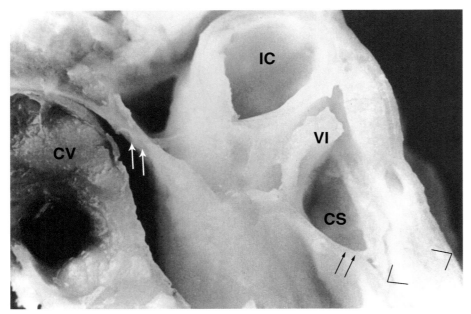

图 3.11　经斜坡（CV）及海绵窦（CS）后部的冠状切面，颈内动脉（IC）刚好在该部位进入海绵窦后部。右侧双箭头所指为颈内动脉进入海绵窦后部的管膜开口，相对箭头显示颈内动脉管管膜与海绵窦外侧壁的内侧部分相融合，颈内动脉管管膜向内侧与海绵窦后部内侧硬膜（左侧双箭头）相延续。

VI　　展神经

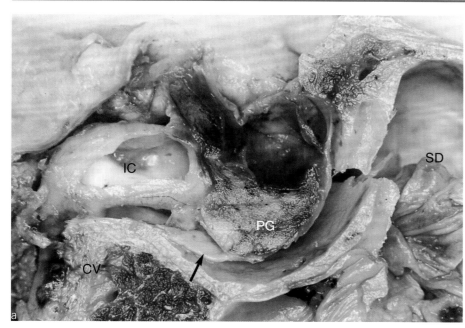

图 3.12 （a）经左侧垂体窝的矢状内侧面观,箭头所指为鞍底硬膜,该硬膜向后、向下与颈内动脉管硬膜相延续。

IC　颈内动脉
CV　斜坡
PG　垂体
SD　蝶窦

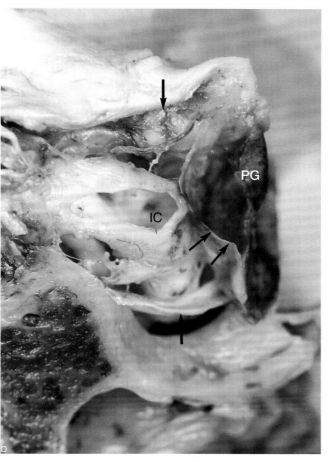

图 3.12 （b）a 标本的后面观,双箭头所指为海绵窦内分隔垂体和颈内动脉的硬膜分隔,该分隔呈幕布状,上连海绵窦顶部（上面箭头）,下连海绵窦底部（下面箭头）。

IC　颈内动脉
PG　垂体

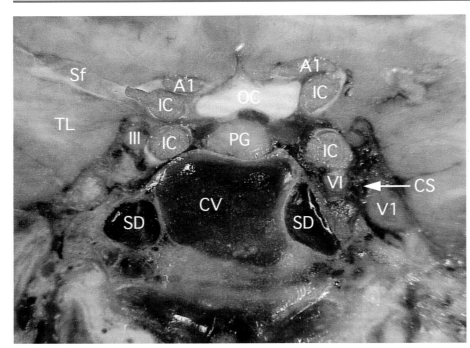

图 3.13　经垂体窝中部及视交叉的颅底冠状切面观。
A1	大脑前动脉 A1 段
IC	颈内动脉
OC	视交叉
CS	海绵窦
CV	斜坡
PG	垂体
SD	蝶窦
Sf	侧裂
TL	颞极
V1	三叉神经第 1 支
VI	展神经
III	动眼神经

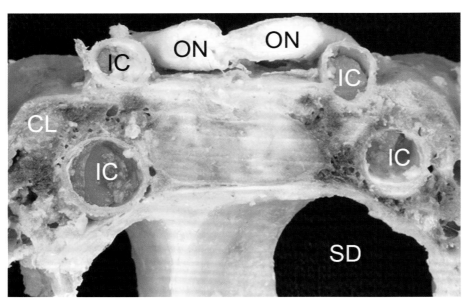

图 3.14　经蝶窦（SD）及前床突（CL）基底部的颅底冠状切面后面观,颈内动脉(IC)从床突下段向床突上段走行过程中,直径逐渐变细。
ON　视神经

3.1 临床病例

3.1.1 病例1

中年女性,进行性头痛伴左面部疼痛。CTA 显示一永存三叉动脉,血管造影显示在 Meckel's 腔永存三叉动脉动脉瘤,弹簧圈栓塞动脉瘤,原有症状缓解。

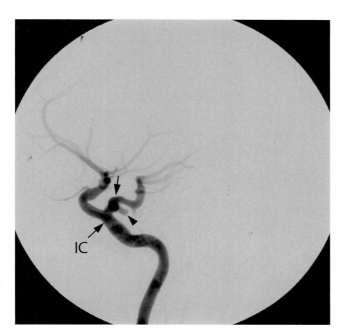
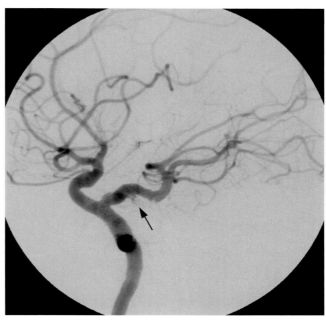

图 3.15 （a）罕见的永存三叉动脉（上面箭头）起源于颈内动脉海绵窦段膝部（下面箭头）。在 Meckel's 腔区域可见一动脉瘤（箭头）。（b）弹簧圈栓塞后 Meckel's 腔内动脉瘤（箭头）。

3.1.2 病例 2

中年女性,主要症状为头痛,MRA 见一床突旁动脉瘤。血管造影显示一永存耳动脉向小脑前下动脉供血,并可见一小的、不规则的垂体上动脉动脉瘤。采用血流重建技术治疗后,头痛症状缓解。

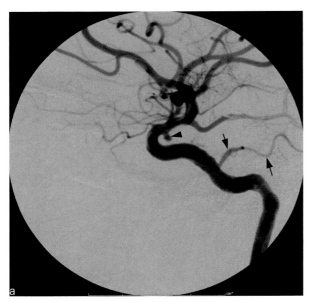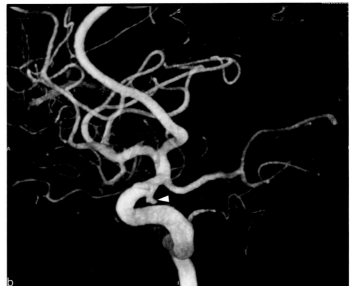

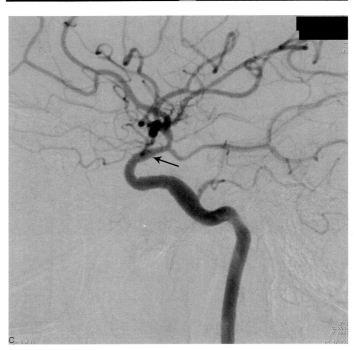

图 3.16 (a)颈内动脉侧位,a 永存耳动脉(左侧长箭头)与小脑前下动脉相连(右侧长箭头)。同时有一垂体上动脉动脉瘤(三角箭头)。(b)a 图的三维重建显示该动脉瘤(三角箭头)。(c)血管内治疗后的颈内动脉造影。动脉瘤无充盈(箭头)。

3.1.3 病例 3

中年女性，主要症状为反复发作的短暂性平衡障碍、视力障碍及面部、上肢麻木。CTA 显示一永存

舌下动脉穿过舌下神经管供应整个后循环，磁共振成像（MRI）未见明显缺血表现。血管造影显示永存舌下动脉严重狭窄。栓子保护装置下，支架植入血管成形治疗，前述症状消失。

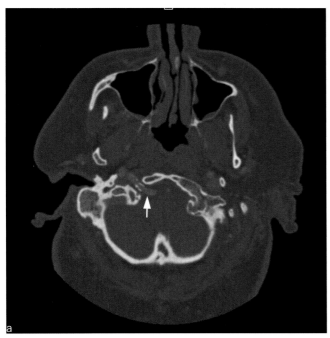

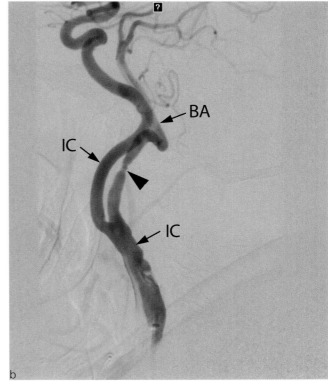

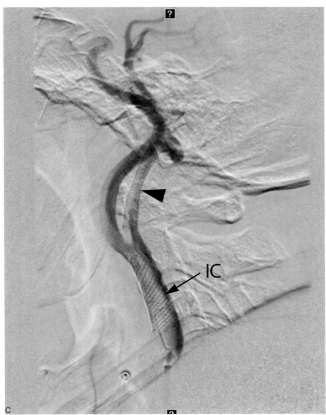

图 3.17 （a）CTA 显示一钙化的右侧永存舌下动脉（箭头）。（b）显示永存舌下动脉（箭头）经由颈部与基底动脉相连。箭头所指处为舌下动脉狭窄处。颈内动脉也可显影。（c）给予颈动脉及永存舌下动脉（箭头）支架植入，解除舌下动脉狭窄。

3.1.4　病例 4

中年男性,一过性黑蒙。CTA 怀疑颈内动脉闭塞。血管造影证实为颈内动脉颈段完全闭塞,伴颈内动脉与咽升脑膜干、颌内动脉终末支侧支循环再通。药物治疗后,症状缓解,血管储备试验未见明显缺血表现。

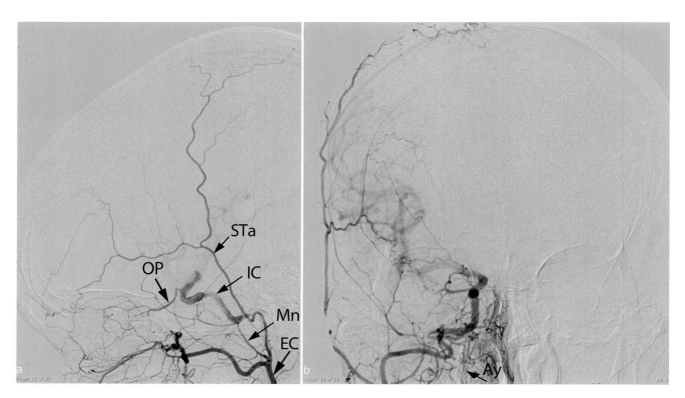

图 3.18　(a)右侧颈总动脉造影。右侧颈内动脉颈段闭塞。(b)颈外动脉系的咽升动脉较大的分支(箭头)与颈内动脉形成侧支循环。

EC　　颈外动脉
STa　颞浅动脉
Mn　　脑膜中动脉
OP　　眼动脉
Ay　　咽升动脉

3.1.5 病例 5

中年男性患者,主要症状为头痛伴右侧搏动性耳鸣。MRI 显示右侧横窦、乙状窦交界处血管增强影,MRV 提示右侧横窦闭塞。血管造影显示右侧横窦闭塞,伴硬脑膜动静脉瘘,该动静脉瘘由源于颈内动脉的脑膜垂体干以及多支颈外动脉分支供血,主要有脑膜中动脉岩支、耳后动脉、枕动脉。将导管选择性置入脑膜中动脉顶部分支,直至动静脉瘘供血动脉,用液态栓塞剂栓塞,闭塞动静脉瘘及岩上窦,头痛及耳鸣症状缓解。

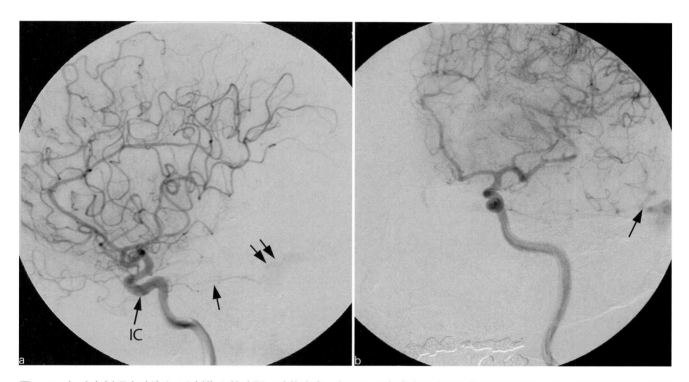

图 3.19 (a)左侧颈内动脉(IC)侧位血管造影示动静脉瘘。起源于颈内动脉的脑膜垂体干(单箭头)通过瘘口直通横窦、乙状窦处动静脉瘘(双箭头)。(b)a 图正位,动静脉瘘的瘘口(箭头)。

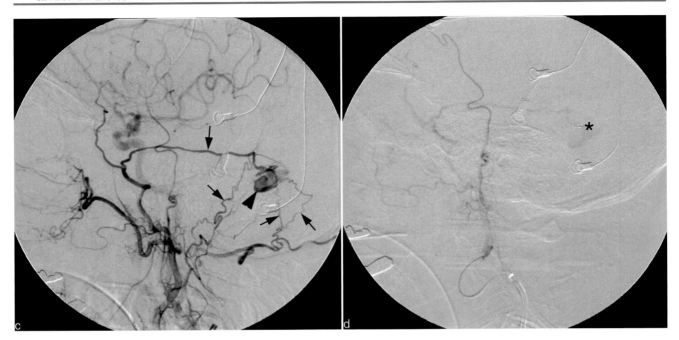

图3.19（续）（c）选择性左侧颈外动脉造影显示脑膜中动脉岩支（上箭头），耳后动脉及枕动脉的经骨穿支（右下箭头）为瘘供血，可见瘘口处静脉瘤样扩张（箭头）。硬脑膜动静脉瘘有多支动脉供血（箭头）。可见横窦乙状窦交界处（箭头）。（d）动静脉瘘处可见微导管（星号）。

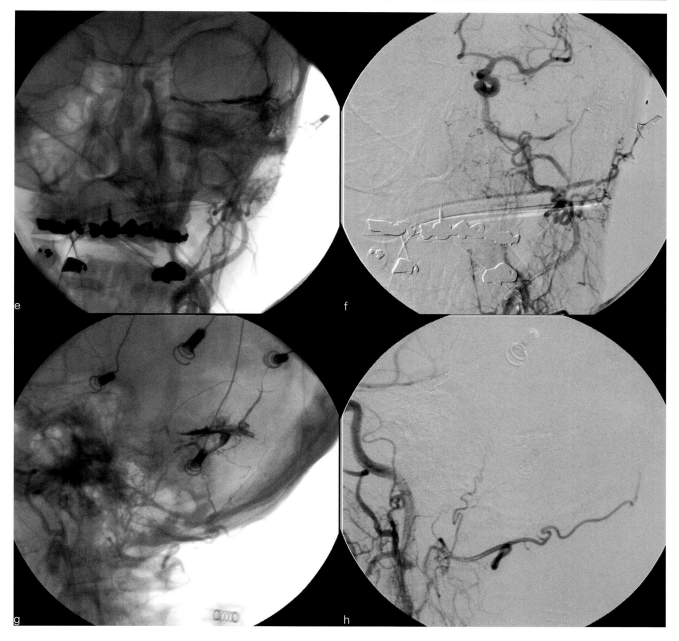

图 3.19（续）（e-h）右侧颈外动脉造影，数字减影图像（e）显示瘘口闭塞无血供。

3.1.6   病例 6

青年女性患者,主要症状为头痛伴先兆昏厥。

MRI 示颈内动脉岩骨段大动脉瘤。用血流重建技术治疗,症状缓解,复查血管造影显示示颈内动脉完全重建。

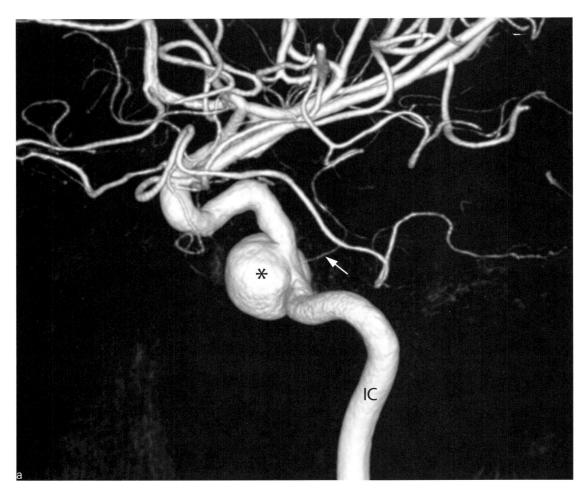

图 3.20 (a)左侧颈内动脉造影三维重建。左侧颈内动脉(IC)岩骨段可见一 10mm×14mm 动脉瘤(星号),与颈鼓动脉交接。

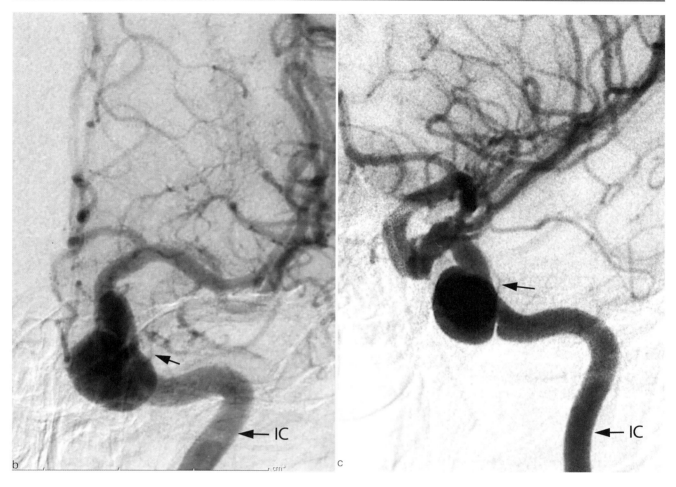

图 3.20(续)（ b ）左侧颈内动脉（ IC ）正位造影，颈鼓动脉与动脉瘤相邻。（ c ）左侧颈内动脉侧位。

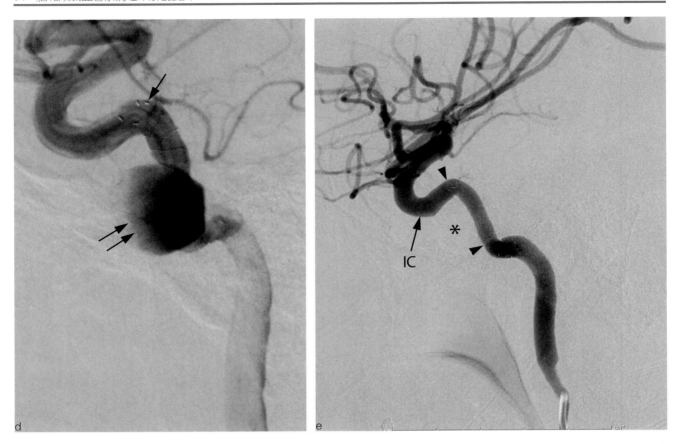

图 3.20（续） （d）从海绵窦段到岩骨段横跨瘤颈，植入血流导向装置（上箭头）出现瘤内血流瘀滞（双箭头）。（e）复查左侧颈内动脉（IC）造影，动脉瘤完全闭塞（星号），左颈内动脉重建良好。上下箭头所指为血流重建装置。

3.1.7 病例 7

男性儿童患者，手持木棒追赶兄弟时摔倒，木棒经口插入后咽部，起始无明显神经系统症状，但刚送到急诊科，患儿即出现左侧偏瘫，CTA 显示右侧颈内动脉不全闭塞，栓子脱落导致右侧大脑中动脉栓塞。立即给予血管内治疗，使血管再通。利用自膨支架，血管内重建颈内动脉颈段，采用支架＋血栓碎吸技术，再通栓塞的大脑中动脉。患儿恢复良好，仅留轻度左手无力症状，3 个月后，肌力恢复。

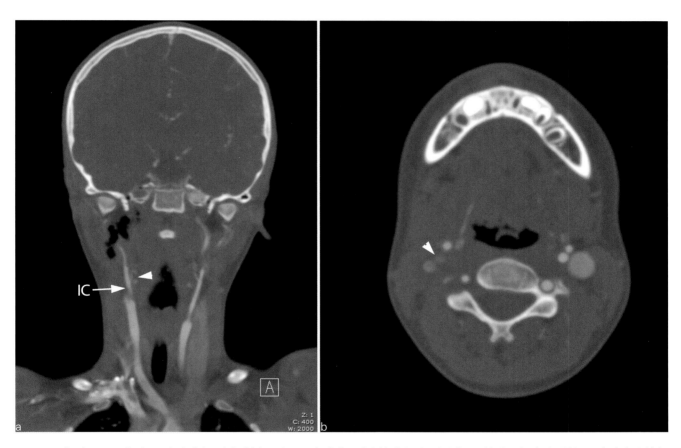

图 3.21 （a）CTA 冠状片，颈内动脉（IC）内膜瓣导致了颈内动脉闭塞（箭头）。（b）轴位片，箭头所指为内膜瓣，颈内动脉直接损伤导致的假性动脉瘤。

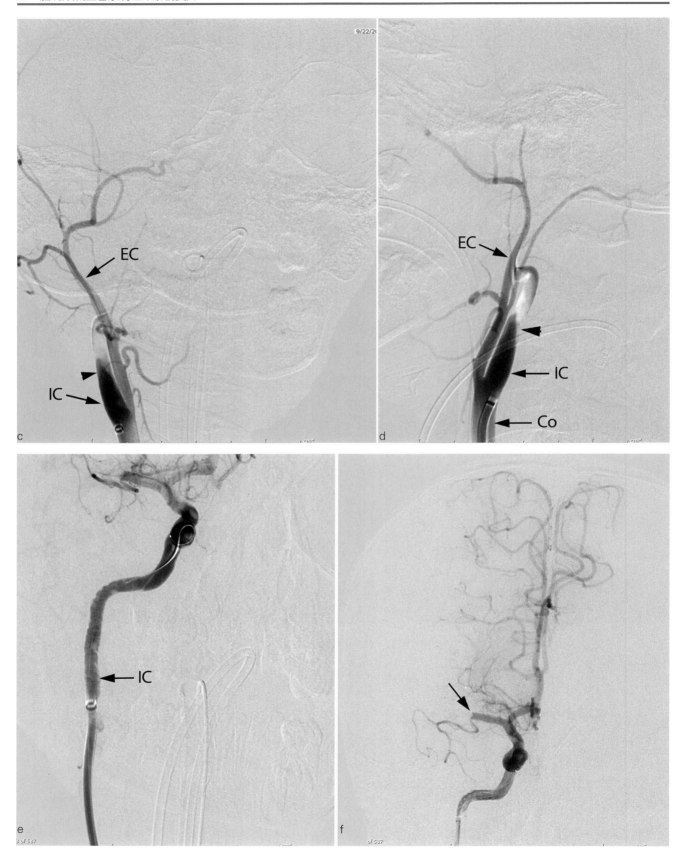

图 3.21（续）（c）右侧颈总动脉（Co）造影。颈内动脉起始段（箭头）。EC 颈外动脉。（d）侧位。（e）自膨支架植入右侧颈内动脉（IC）。（f）造影示右侧大脑中动脉栓塞。

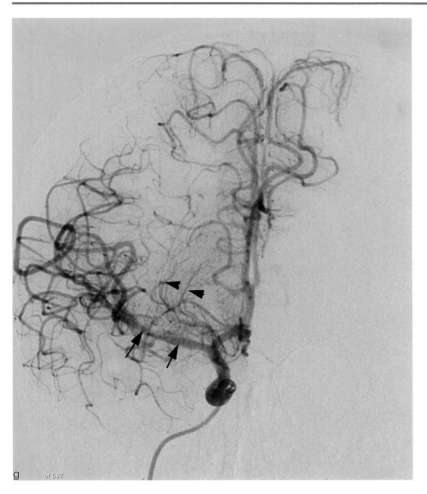

图 3.21（续）（g）利用自膨支架重建右侧大脑中动脉 M1 段（下面箭头）。豆纹动脉（双箭头）显影良好。

临床荟萃

- 颈动脉和后循环之间不常见的永存胚胎期吻合，位于尾端的有永存前寰椎动脉，其最常位于颈 1 椎板上，连接颈段颈内动脉和椎动脉。
  颈动脉和后循环之间不常见的永存胚胎期吻合，位于头端的有永存舌下动脉，其通过舌下神经管，连接颈内动脉颈段的终末段和椎动脉。

- 颈动脉体肿瘤主要包括颈动脉体瘤和起源于交感神经干、舌咽神经、迷走神经的神经鞘瘤，常生长于颈内动脉和颈外动脉之间，将颈内外动脉分开。颈内动脉在耳蜗和鼓室的前下方进入岩骨，在岩骨颈动脉管近段有一个急转弯，颈内动脉从颈段的垂直向上转向岩骨段的水平向内方向。

- 最常见的颈内动脉夹层好发部位是游离的颈内动脉颈段和固定的颈内动脉岩骨段的连接处。血管内治疗该段动脉夹层时，因支架无法在该弯曲处释放，支架覆盖夹层的起点非常困难，多数情况下需要更多形状的支架应对该部位的动脉弯曲。
  翼管动脉是少见的颈内动脉分支，其穿过破裂孔，与岩浅大神经伴行于翼管内，最终达翼腭神经节。

- 在破裂孔底部，颈内动脉及其管膜往往紧密附着于岩骨破裂孔基底部。这一韧带可能导致了颈内动脉夹层往往起始于颈段或颅底，而终止于破裂孔区。当硬脑膜动静脉瘘，并近段颈内动脉闭塞时，翼管动脉可扩张，与颌内动脉形成侧支循环。当因头颈部肿瘤或鼻出血行颌内动脉栓塞时，翼管动脉还可能成为一导致危险的吻合支。
  由面神经、舌咽神经节前纤维组成的岩大神经、岩小神经位于三叉神经半月节下方的颈内动脉岩骨水平末段旁，其下方为走行于其深部并与其平行的咽鼓管。

- 颈内动脉岩骨段水平部经常没有骨性结构覆盖，在行该段颈内动脉颞下岩部硬膜外解剖时，容易暴露、损伤，如中颅窝入路切除 Meckel's 腔肿瘤、听神经瘤或 Kawase 入路切除斜坡区病变时，易暴露、损伤该段颈内动脉。该段颈内动脉还可被用作颈内动脉 – 颈内动脉旁路搭桥移植血管。

- 海绵窦段颈内动脉动脉瘤往往伴有海绵窦或其外侧壁内的脑神经压迫症状，最容易累及的是展神经。

- 颈鼓室动脉扩张多见于鼓室球瘤、硬脑膜动静脉瘘、颈内动脉闭塞后远端颈内动脉系统靠侧支循环供血等情况。颈内动脉闭塞后远端颈内动脉系统侧支循环的供血血管，主要有咽升动脉脑膜神经支和小脑前下动脉迷路分支。
  此外，颈内动脉在海绵窦内垂直上行一小段后，发出脑膜垂体干。该动脉很快分为垂体下动脉、小脑幕支、斜坡支，这些分支分别沿岩骨上下走行。小脑幕支、斜坡支与咽升动脉脑膜干终末支、枕动脉脑膜支及椎动脉脑膜支之间有丰富的侧支循环。颅内胚胎性颈内动脉 – 椎动脉吻合最多见的是永存三叉动脉，该动脉常起源于脑膜垂体干，穿过 Meckel's 腔进入后颅窝。

- 妊娠期间，垂体下动脉可形成血栓，导致垂体卒中（希恩综合征）。小脑幕动静脉瘘或小脑幕脑膜瘤时，小脑幕支可扩张。因其近侧血管异常弯曲，小脑幕支的介入栓塞非常困难，并且栓子易通过脑神经节的侧支吻合逆流进入颈内动脉海绵窦段，导致意外栓塞、神经功能损伤。

- 颌内动脉终末支穿过圆孔及眶上裂的分支，其下外侧干会有颅内外吻合。当有间接海绵窦动静脉瘘或脑膜瘤时，这些侧支循环异常扩张。颈内动脉颈段近端闭塞时，下外侧干作用凸显，该动脉可通过侧支循环为颈内动脉海绵窦段供血。

第四章　颈动脉 - 视三角

颈动脉 - 视三角是眼动脉从颈内动脉发出向视柱走行经过的区域。该三角的上壁是视神经,内侧壁是蝶骨体部,外侧壁是近侧前床突,下壁是颈内动脉伴行近侧硬环。在该区域内部及下部,颈内动脉的走行由中后方转变为侧后方。这一方向的重要改变对理解局部解剖细节,以及血流方向改变很关键。颈动脉 - 视三角区内的颈内动脉走行于筛骨骨板的沟槽内,并且与蝶窦紧密挨近。

4.1　眼动脉

同颈内动脉从硬膜远环发出类似,眼动脉通常是由颈内动脉的中、后表面发出,从硬膜下隙向上走行。这也可以用来定位眼动脉,通常眼动脉从发出点向视神经的前部或者中部走行。但是,眼动脉出发点也存在变异:①视神经外侧;②部分硬膜外及硬膜下;③完全在硬膜外隙远环之下;④从海绵窦段颈动脉发出。在后一种情况中,动脉从骨管走行进入眶部。尽管少见,但是眼动脉的缺如还是存在的,或者存在眼动脉的血供完全是由脑膜中动脉的分支来提供。

在眼动脉的起始处,有一处短而垂直的分支血管,伴有一段走行于硬膜中的稍长血管,长度约为4mm。在常见的解剖结构中,眼动脉位于视神经的前中部,经由视神经孔向前外侧走行,穿过硬膜进入眶部。

在眶部,眼动脉位于视神经的上部,向眶内侧壁走行。筛骨前动脉及筛骨后动脉从眶内侧缘的颈动脉发出。筛骨前动脉最常由滑车上动脉发出,由眶上动脉发出的较为少见。筛骨动脉由前筛孔进入筛窦伴有眶周凹陷切迹。

筛骨前动脉在进入筛孔后,走行于前筛窦的上壁,并负责额窦黏膜的血供。筛骨后动脉比筛骨前动脉的管径要细,但是更长。通常,筛骨后动脉直接从眶内眼动脉发出,但是也可以从滑车上动脉发出或者缺如。筛骨后动脉进入筛孔也伴有眶周凹陷切迹,在通过筛孔后,筛骨后动脉同样走行于筛窦上壁,并提供前颅窝硬脑膜或者鼻黏膜的血供。

4.2　垂体上动脉

在颈动脉 - 视三角区,垂体上动脉包含1~3条小血管,这些血管从颈内动脉内侧眼动脉起始点后4~5 mm 的位置发出。垂体上动脉供应垂体柄的血供,同时其细小分支也可以向视交叉以及视神经供血。视神经本身被镰状韧带包裹并附着于视神经孔的上缘,韧带最宽处可达 4 mm,将其剥离后可以显露更多的视神经硬膜上表面。

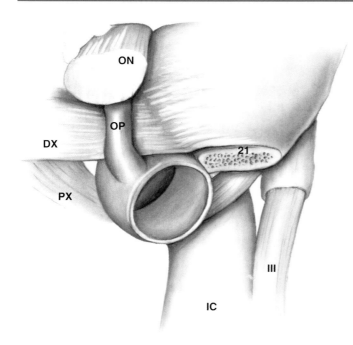

图 4.1　颈内动脉（IC）上面观。海绵窦硬脑膜顶切除,部分后床突尖磨除。

III	动眼神经
21	前床突
DX	远环
ON	视神经
OP	眼动脉
PX	近环

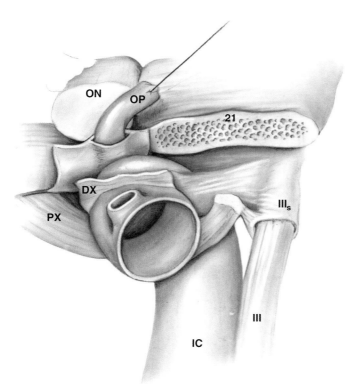

图 4.2　颈内动脉（IC）上面观。前床突尖广泛磨除后,呈现动眼神经鞘与近环的解剖关系。一层纤薄的硬膜从动眼神经鞘发出连接到颈内动脉外侧。

III	动眼神经
III$_s$	动眼神经鞘
21	前床突
DX	远环
ON	视神经
OP	眼动脉
PX	近环

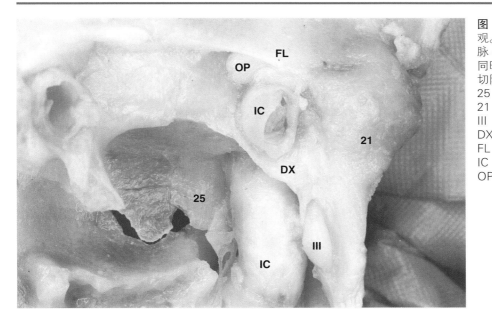

图 4.3 右侧蝶鞍旁颈内动脉上面观。透过海绵窦,观察远环进入颈动脉 – 视三角。垂体已从垂体窝切除,同时蝶鞍旁颈内动脉海绵窦上壁也被切除。
25 垂体窝
21 前床突
III 动眼神经
DX 远环
FL 镰状韧带
IC 颈内动脉
OP 视神经

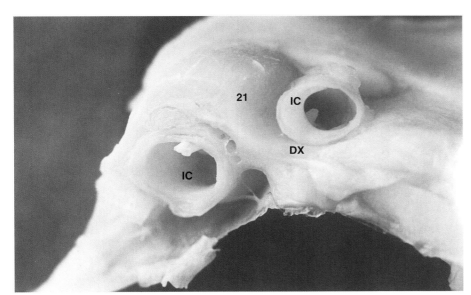

图 4.4 颈内动脉横截面。颈内动脉从前床突出发,走行于床突上段与前床突的中间位置。在颈动脉 – 视三角区,颈内动脉的管径由床突下段到床突旁段逐渐变细。
21 前床突
DX 远环
IC 颈内动脉

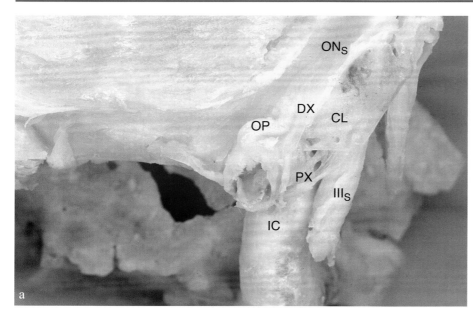

图 4.5 （a）右侧颈动脉 – 视三角区外侧观。部分前床突已经被磨除,可以观察到远环、近侧硬膜环及颈内动脉的解剖关系。视神经被切除,可以观察到眼动脉在硬膜里从中间向外侧移行。

III$_S$	动眼神经鞘
DX	远环
IC	颈内动脉
ON$_s$	视神经鞘
OP	眼动脉
PX	近环
CL	前床突

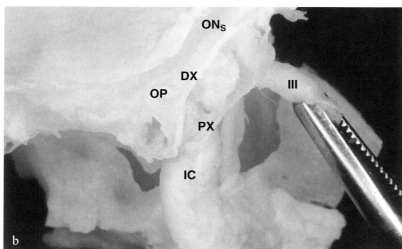

图 4.5 （b）动眼神经鞘被部分切除,显露出近侧硬膜环与动眼神经鞘之间的附着。

III	动眼神经
DX	远环
IC	颈内动脉
ON$_s$	视神经鞘
OP	眼动脉
PX	近环

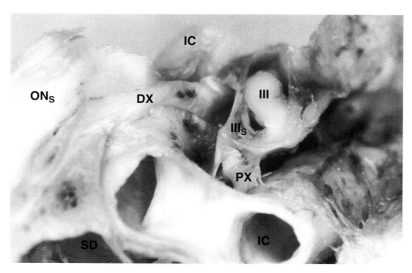

图 4.6 右侧颈内动脉下面观。右侧颈内动脉走行于海绵窦前,穿过远侧硬膜环进入硬膜下隙。注意动眼神经鞘与近侧硬膜环的附着关系。

III	动眼神经
III$_s$	动眼神经鞘
DX	远环
IC	颈内动脉
ON$_s$	视神经鞘
PX	近环
SD	蝶窦

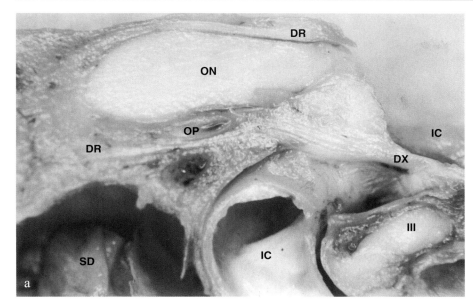

图 4.7 （a）左侧视柱区矢状面外侧观。颈内动脉通过硬膜远环走行于视柱之上。
III　动眼神经
DR　硬膜
DX　远环
IC　颈内动脉
ON　视神经
OP　眼动脉
SD　蝶窦

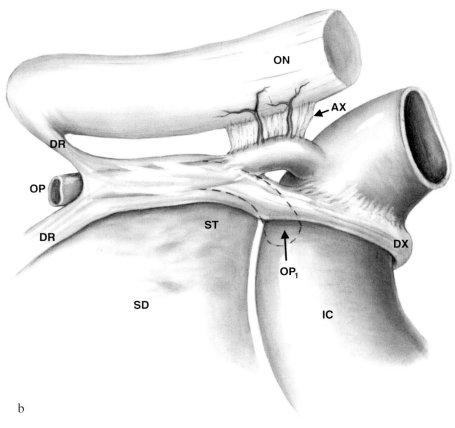

图 4.7 （b）图（a）示意图，可以看到颈内动脉穿过硬膜远端以及左侧颈内动脉 – 视三角区的邻近解剖（外侧观）。
AX　蛛网膜
DR　硬膜
DX　远环
IC　颈内动脉
ON　视神经
OP　眼动脉
OP₁　眼动脉变异出发点
SD　蝶窦
ST　视柱

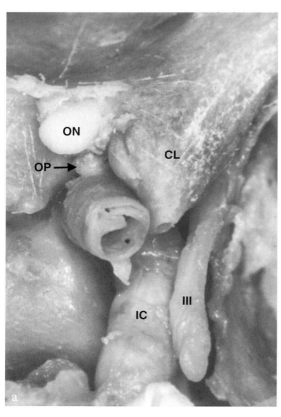

图 4.8 （a）右侧颈内动脉上面观。在颈动脉 – 视三角区,颈内动脉从床突下段走行至床突旁段。

OP	眼动脉
III	动眼神经
CL	前床突
IC	颈内动脉
ON	视神经

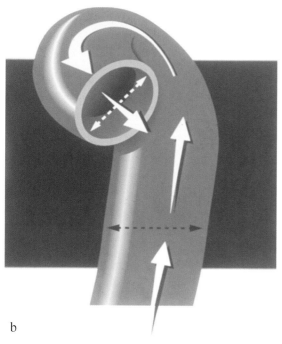

图 4.8 （b）示意图。颈内动脉从床突下段至床突旁段及床突上段的走行过程中,血流方向及血管管径发生变化。

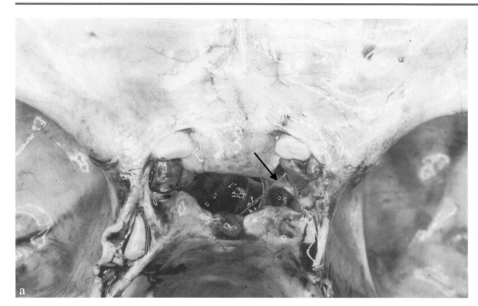

图 4.9 （a）蝶鞍区解剖图。右侧垂体上动脉（箭头所示）直接向后走行进入垂体柄。

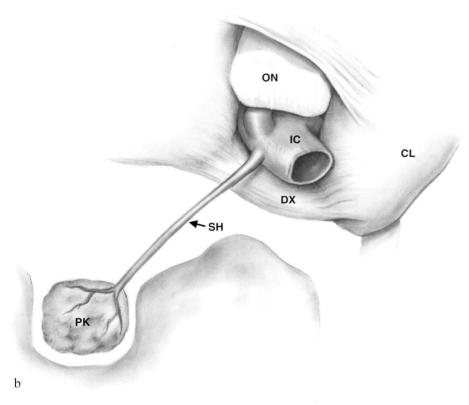

图 4.9 （b）图（a）示意图。可以看到垂体上动脉的走行。
CL　　前床突
DX　　远环
IC　　颈内动脉
ON　　视神经
PK　　垂体柄
SH　　垂体上动脉

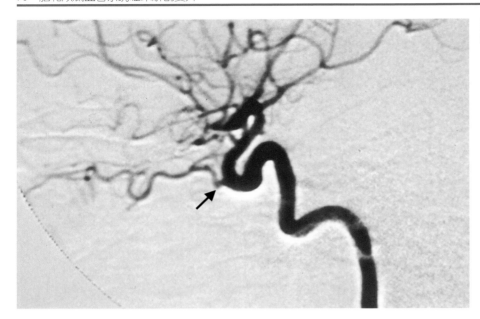

图 4.10 右侧颈内动脉造影显示海绵窦段起源的眼动脉（箭头所示）。

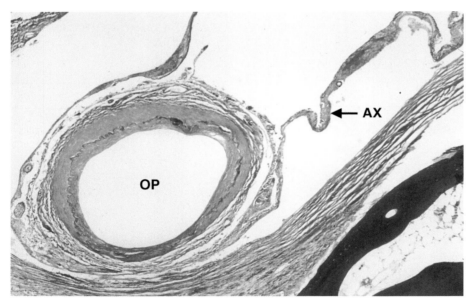

图 4.11 眼动脉（OP）横断面的显微照片。眼动脉位于颈动脉 – 视三角区,可以看到向上延伸的蛛网膜（AX）。

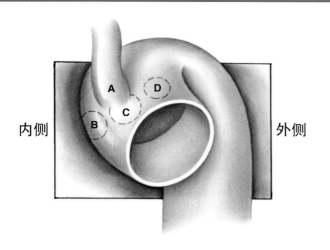

图 4.12 在颈动脉 – 视三角区眼动脉（右侧）出发点的变异。

A	常见
B	偶尔
C	常见
D	极少

内侧

外侧

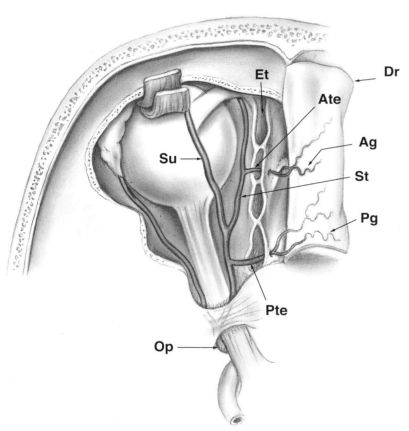

图 4.13 筛骨动脉脑膜前支（Ag）及脑膜后支（Pg）。

Dr	硬脑膜
Et	筛窦
Op	眼动脉
Pte	筛骨后动脉
St	滑车上动脉
Su	眶上动脉
Ate	筛骨前动脉

4.3　临床病例

4.3.1　病例 1

一位中年女性患者，一过性右侧大脑半球缺血，表现为左侧肢体运动及感觉障碍。MRA 提示床突旁有一巨大动脉瘤。血管造影显示动脉瘤位于海绵窦段，其占位效应破坏了整个床突旁结构。载瘤动脉植入三个重叠释放的血流导向装置，重建血流。延迟血管成像提示动脉瘤完全闭塞，并且颈内动脉得到重建。患者术后病情平稳，未出现动脉瘤复发及相关并发症。

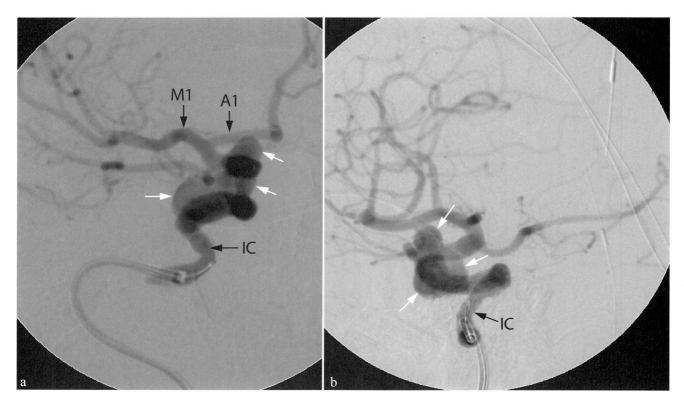

图 4.14　（a）右侧颈内动脉造影正位示巨大的颈内动脉动脉瘤（箭头所示）向外挤压远处的海绵窦、颈内动脉床突段以及床突上段。IC，颈内动脉；M1，大脑中动脉 M1 段；A1，大脑前动脉 A1 段。（b）侧位（a）。

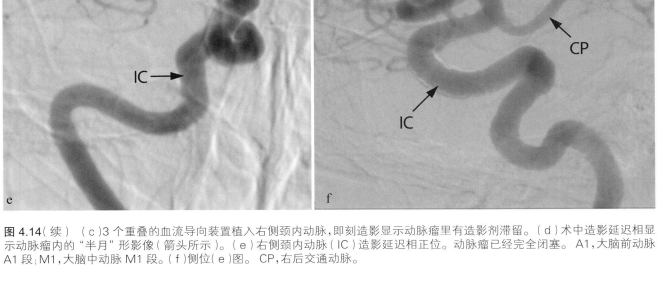

图 4.14(续) (c)3 个重叠的血流导向装置植入右侧颈内动脉,即刻造影显示动脉瘤里有造影剂滞留。(d)术中造影延迟相显示动脉瘤内的"半月"形影像(箭头所示)。(e)右侧颈内动脉(IC)造影延迟相正位。动脉瘤已经完全闭塞。A1,大脑前动脉A1 段;M1,大脑中动脉 M1 段。(f)侧位(e)图。 CP,右后交通动脉。

4.3.2　病例 2

　　一位年轻女性患者，在母亲因颅内动脉瘤破裂出血去世后，也查出颈内动脉垂体上动脉段动脉瘤。血管造影证实了动脉瘤，支架辅助弹簧圈完全栓塞，未出现任何临床并发症。

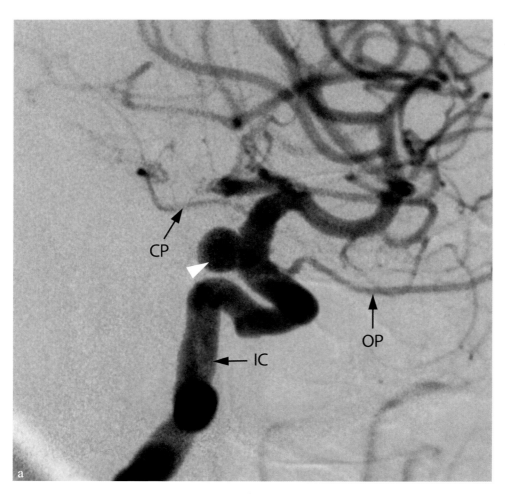

图 4.15　（a）左侧颈内动脉（IC）造影。颈内动脉垂体上动脉段动脉瘤（箭头所示）。
OP　眼动脉
CP　左后交通动脉

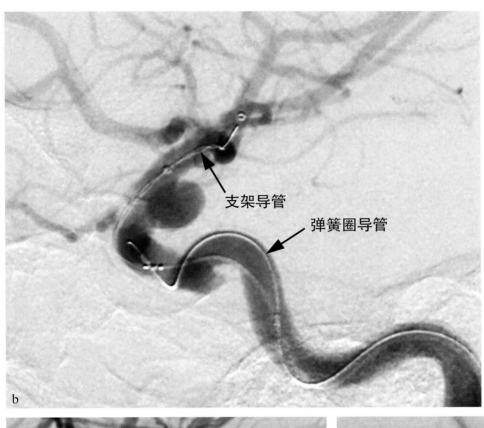

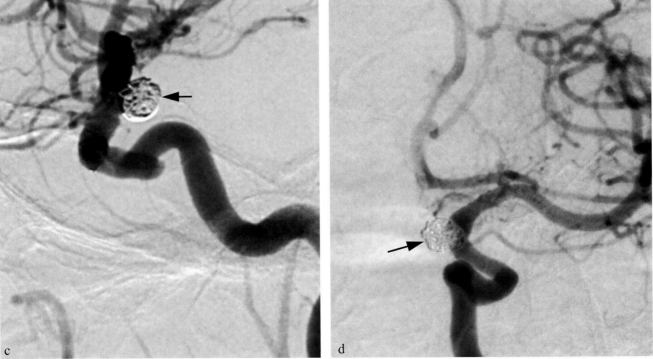

图 4.15（续）（b）左侧颈内动脉内的两个微导管（箭头所示）。一个支架管，另一个弹簧圈管。（c）左侧颈内动脉侧位。动脉瘤成功栓塞（箭头所示）。（d）正位（c）。

4.3.3　病例 3

一位女性患者,表现为进展性头痛及眼压升高,MRI 提示前颅窝有一处巨大的曲张静脉向上矢状窦引流。血管造影提示前颅窝处有巨大硬脑膜动静脉瘘,眼动脉筛骨分支供血,引流静脉扩张,最终引流至颈内静脉。行开颅瘘口夹闭术,患者症状缓解,疾病治愈。尽管很少见,但眼动脉缺如还是存在的,有的眼动脉全部血供都是来自眶上裂脑膜中动脉的脑膜分支。还存在一种比较少见的眼动脉变异,称为背侧眼动脉,该动脉完全从颈动脉海绵窦段发出,由上颌动脉分支演变而来。

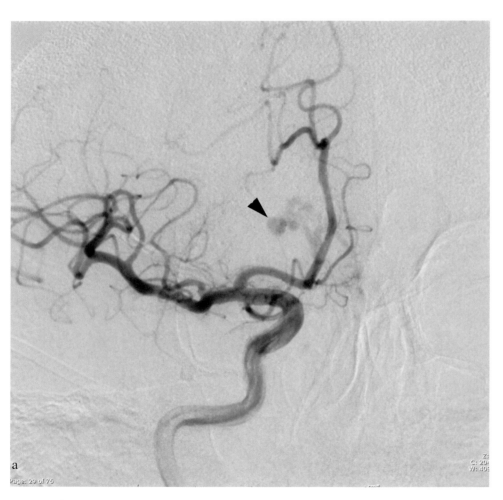

图 4.16　(a)颈内动脉右斜位。可看到前颅窝底动静脉瘘,同时伴有静脉扩张(箭头所示)。

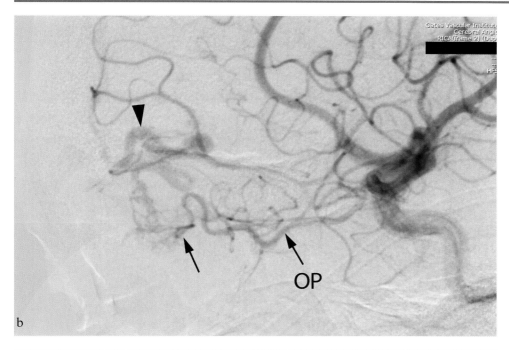

b

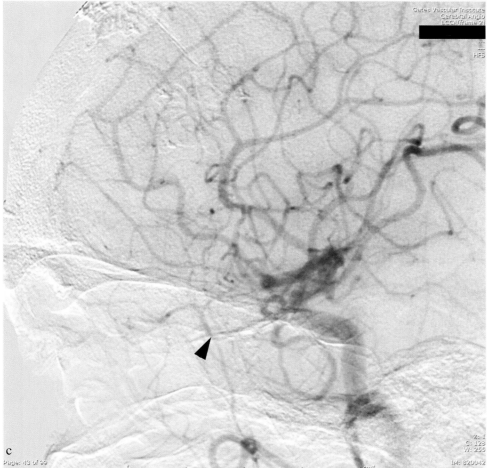

c

图 4.16（续）（b）侧位（a）。眼动脉（OP）的前筛骨分支（箭头所示）提供硬膜动静脉瘘的血供。扩张静脉（箭头所示）。（c）硬膜动静脉瘘术后。眼动脉（箭头所示）没有之前粗。

临床荟萃

- 头颈部肿瘤或鼻出血做介入栓塞治疗时,要充分认识和警惕前、后筛骨动脉与颌内动脉终末支的广泛吻合。此外,这些血管常涉及前颅窝硬膜动静脉瘘,并且因为有牵涉视网膜血管的风险,开颅夹闭是最佳的选择。眼动脉是颅内的关键侧支循环动脉,在颈内动脉近端闭塞时发挥重要作用。由于床突旁动脉瘤致眼动脉闭塞,很少导致视网膜缺血,因为颈外动脉可以发出丰富的侧支循环。

- 垂体上动脉动脉瘤与眼动脉动脉瘤的生长方向并不相同。垂体上动脉瘤向中下方延伸,而眼动脉动脉瘤是向外上方延伸。眼动脉动脉瘤更有可能压迫同侧视神经,而垂体上动脉大动脉瘤可能会压迫对侧的视神经。在开颅夹闭手术过程中,眼动脉动脉瘤最好从同侧入路,而垂体上动脉小动脉瘤从对侧入路会暴露的更充分。

第五章 后交通动脉和脉络膜前动脉

5.1 后交通动脉

后交通动脉（CP）通常起源于颈内动脉出前床突远端数毫米处的下外侧壁，此处颈内动脉走行于视神经的下方。有时CP的起源位置更接近前床突或隐藏于前床突下面。CP本身还可能横向前行到达第3对脑神经，向外环绕颈内动脉，然后向后向内与大脑后动脉吻合。CP有时也从颈内动脉的更近端内侧发出。CP的直径在1~2.5mm不等。CP完全缺失是非常罕见的。CP与远端脉络膜前动脉的起源处通常相距3~4mm的距离。然而，CP在汇入大脑后动脉之前被脉络膜前动脉分离成上下两个平面，二者间距1cm或更多。在与大脑后动脉P1段吻合前，CP可以弯曲延伸到2cm长。CP可向上向外发出3~12支穿支血管。这些穿支动脉大多数位于CP颈内动脉起始处的最初几毫米，以及与P1段吻合处的最后几毫米的区域。其中CP最大的一支穿支动脉为乳头体前动脉，其直径接近1mm。乳头体前动脉多起自CP的中间1/3段，向上向外从视束根部前方走行至乳头体。它穿过该三角形区域，为丘脑前外侧和内侧区域供血。在极其罕见的情况下，穿支动脉会起自后交通动脉和P1段吻合处，然后进入脚间窝。即使CP发育不全，也通常会发出一个乳头体前动脉。从CP发出的其他小分支进入乳头体、灰结节和大脑脚。

5.2 脉络膜前动脉

脉络膜前动脉（Ah）起自颈内动脉下外侧壁，通常距后交通动脉起始部有3~4mm的距离。Ah缺如非常罕见。Ah的起始部分有时候非常接近颈内动脉分叉处，有时候又却与后交通动脉几乎起自同一位置。然而，作者发现Ah这种自颈内动脉起始部位的不确定性并非特例。Ah的直径本身可以小至0.5mm左右，但很少超过1.5mm。有时会有单独的穿支动脉与Ah同时发出，或者Ah的一个独立分支进入内侧的颞叶沟。Ah全程会发出16~20条穿支动脉。Ah自颈内动脉发出后向后走行4~5mm，然后突然转向内侧的视束，随之继续向后环绕大脑脚。

Ah远端向后走行至脉络膜裂，脉络膜裂是一个C型结构，在室间孔处向腹侧凹陷，然后向后向下延伸，止于脑室颞角。脉络膜裂为从侧脑室到丘脑以及穹隆处脉络丛的附着部位。脉络丛本身就是通过穹隆带依附在穹隆上，通过脉络膜带依附在丘脑上。在脑室颞角，穹隆带变成伞状带。这些由一层软脑膜和一层室管膜组成的带状结构在脉络膜裂中形成小而软的膜脊。这些结构中并无神经组织。脉络丛也是被室管膜所包裹。

Ah终止于侧脑室的颞角，为脑室颞角和脑室的脉络丛供血。通常情况下，如果脉络膜后外侧血供较少，那么Ah会代偿性的增粗。

Ah 在视束交界处进入外侧膝状体，并发出分支为其供血。在 Ah 向上向内靠近视束的同时，亦发出很多分支，这些分支有的分布在视束上方，有的环绕其周围，然后穿过中脑。一些分支穿过视束，为更深处的苍白球和内囊后肢供血。Ah 也参与红核和黑质的供血。Ah 和后交通动脉，以及它们所发出的穿支动脉，被同一蛛网膜结构所覆盖。

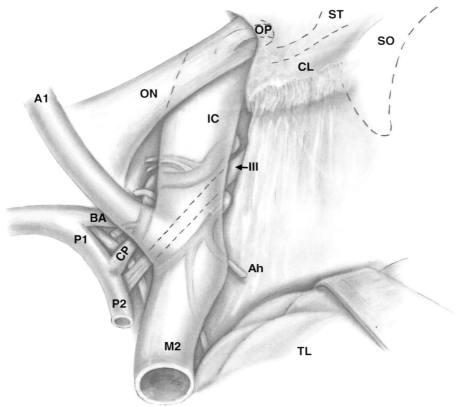

图 5.1 颈内动脉床突上段（右侧翼点入路视图）。

A1	大脑前动脉 A1 段
Ah	脉络膜前动脉
BA	基底动脉
CL	前床突
CP	后交通动脉
IC	颈内动脉
III	第 3 对脑神经
M2	大脑中动脉 M2 段
ON	视神经
OP	眼动脉
P1	大脑后动脉 P1 段
P2	大脑后动脉 P2 段
SO	眶上裂
ST	视束
TL	颞叶

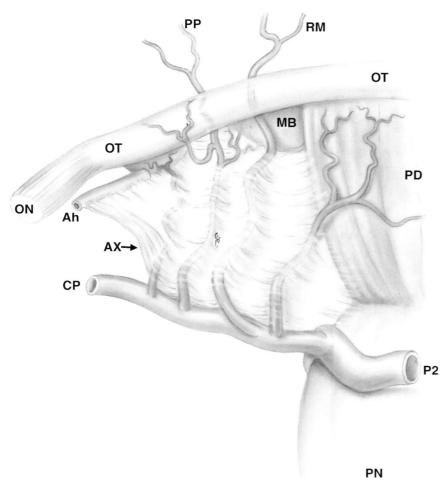

图 5.2　左侧后交通动脉及其穿支。注意脉络膜前动脉和后交通动脉共同被覆蛛网膜。

Ah	脉络膜前动脉
AX	蛛网膜
CP	后交通动脉
MB	乳头体
ON	视神经
OT	视束
PD	大脑脚
PN	脑桥
PP	中脑穿支动脉
P2	大脑后动脉
RM	乳头体前动脉

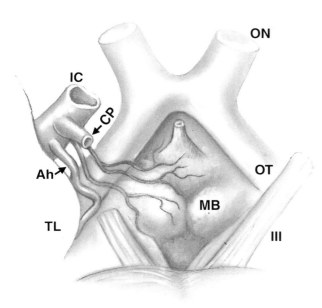

图 5.3　大脑底面视图,后交通动脉和脉络膜前动脉的关系。

Ah	脉络膜前动脉
CP	后交通动脉
IC	颈内动脉
MB	乳头体
ON	视神经
OT	视束
TL	颞叶
III	第 3 对脑神经

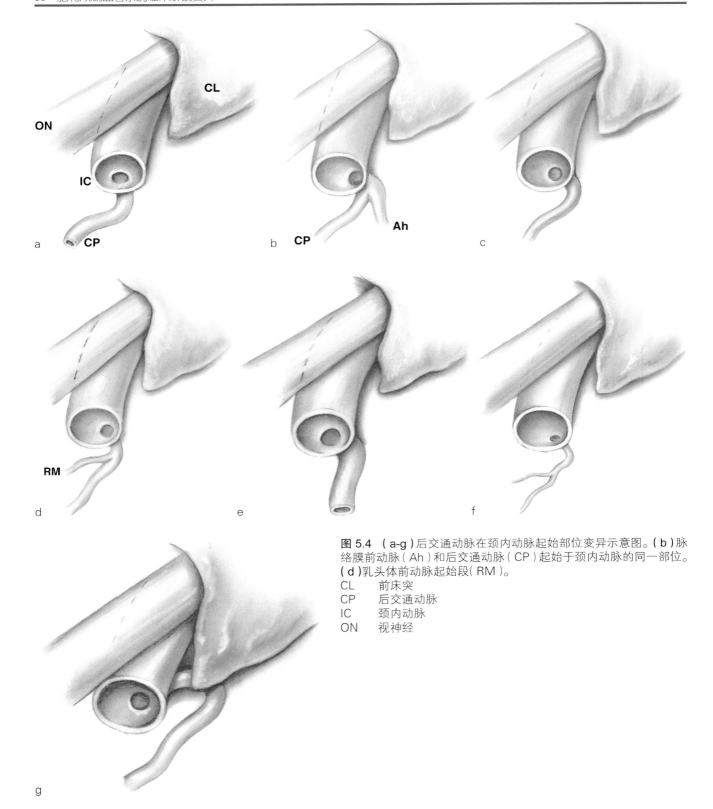

图 5.4 （a-g）后交通动脉在颈内动脉起始部位变异示意图。（b）脉络膜前动脉（Ah）和后交通动脉（CP）起始于颈内动脉的同一部位。（d）乳头体前动脉起始段（RM）。

CL　　前床突
CP　　后交通动脉
IC　　颈内动脉
ON　　视神经

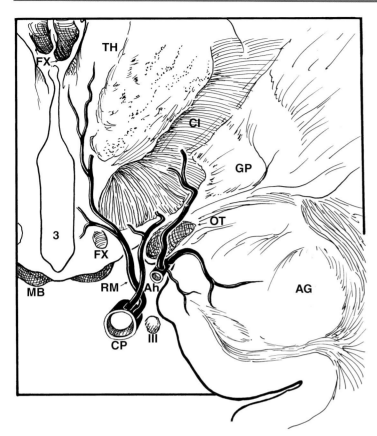

图 5.5　乳头体正前方冠状位视图,显示后交通动脉和脉络膜前动脉的关系。

Ah　脉络膜前动脉
AG　杏仁核
CI　内囊
CP　后交通动脉
FX　穹隆
GP　苍白球
MB　乳头体
OT　视束
RM　乳头体前动脉
TH　丘脑
III　动眼神经
3　第三脑室

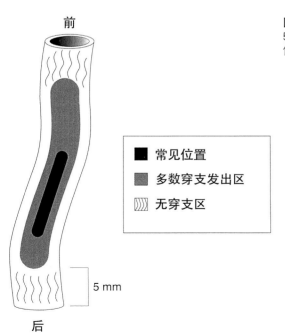

图 5.6　后交通动脉上面观。虽然在后交通动脉最初的 5mm 和最后的 5mm 都可以发出穿支动脉,但是这些情况并不常见。另一罕见的是,乳头体前动脉和后交通动脉共同起源于同一位置。

前

常见位置
多数穿支发出区
无穿支区

5 mm

后

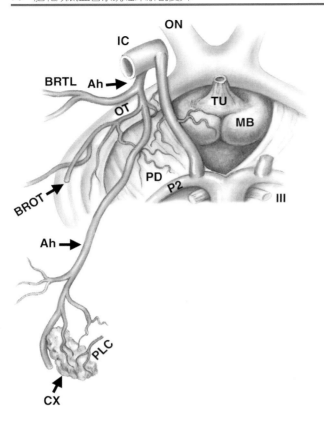

图 5.7　大脑腹侧视图,脉络膜前动脉及其分支。
Ah　脉络膜前动脉
BRTL　颞叶分支
BROT　穿过视束分支
CX　脉络丛
IC　颈内动脉
MB　乳头体
ON　视神经
OT　视束
PD　大脑脚
P2　大脑后动脉
PLC　脉络膜后外侧动脉
TU　灰结节
III　动眼神经

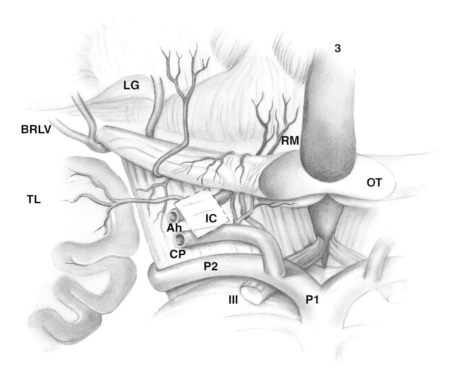

图 5.8　前后(AP)观,脉络膜前动脉、后交通动脉以及其穿支血管的前后(AP)观。大脑半球呈冠状切面。此类似于前后(AP)位血管造影中的视图。
Ah　脉络膜前动脉
BRTL　颞叶分支
IC　颈内动脉
CP　后交通动脉
LG　外侧膝状体
OT　视束
P1　大脑后动脉 P1 段
P2　大脑后动脉 P2 段
RM　乳头体前动脉
TL　颞叶
III　动眼神经
3　第三脑室

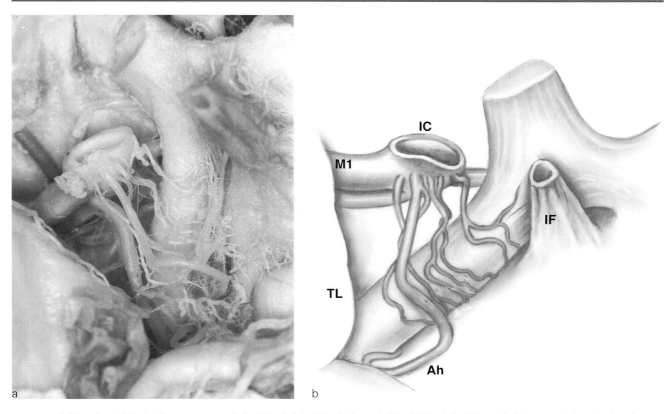

图 5.9 右侧视束区域的腹侧视图，显示了脉络膜前动脉起始部位穿支动脉复杂性，注意脉络膜前动脉从外向内下经过视束。

Ah　脉络膜前动脉
IC　颈内动脉
IF　漏斗部
M1　大脑中动脉 M1 段
TL　颞叶

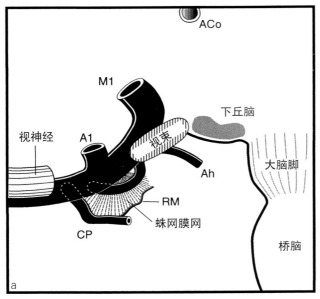
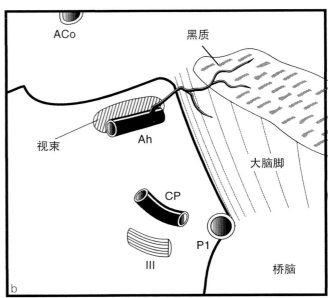
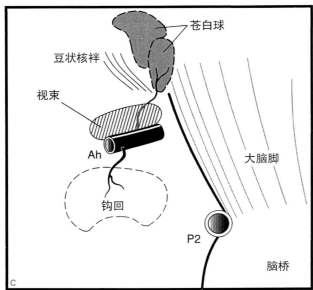
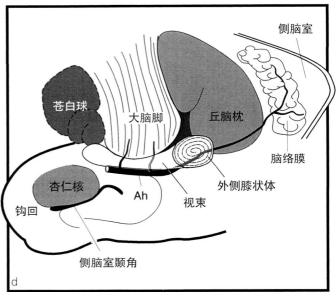

图 5.10　矢状面脉络膜前动脉(Ah)的内侧横向段。
ACo　前联合
Ah　脉络膜前动脉
A1　大脑前动脉 A1 段
CP　后交通动脉
III　动眼神经
M1　大脑中动脉 M1 段
P1　大脑后动脉 P1 段
P2　大脑后动脉 P2 段
RM　乳头体前动脉

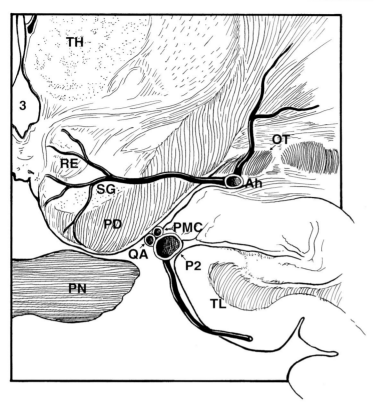

图 5.11 红核水平的冠状切面。注意脉络膜前动脉发出的穿过大脑脚，走向黑质及红核的穿支动脉。

Ah	脉络膜前动脉
OT	视束
P2	大脑后动脉 P2 段
PD	大脑脚
PMC	脉络膜后内侧动脉
PN	脑桥
QA	四叠体动脉
RE	红核
SG	黑质
TH	丘脑
TL	颞叶
3	第三脑室

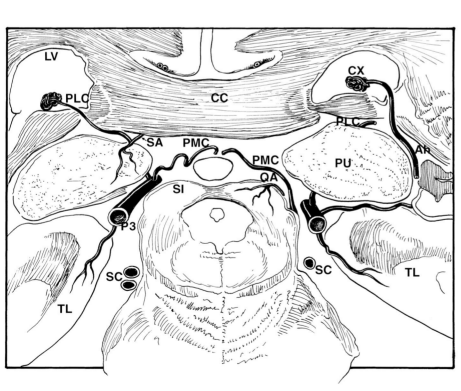

图 5.12 丘脑枕及胼胝体压部水平冠状位图。注意大脑后动脉 P3 段的分支动脉，后者分为胼胝体压部动脉与脉络膜后外侧动脉。

Ah	脉络膜前动脉
CC	胼胝体
LV	侧脑室
P3	大脑后动脉 P3 段
PLC	脉络膜后外侧动脉
PMC	脉络膜后内侧动脉
PU	枕部
QA	四叠体动脉
SA	胼胝体压部动脉
SC	小脑上动脉
TL	颞叶
SI	上丘

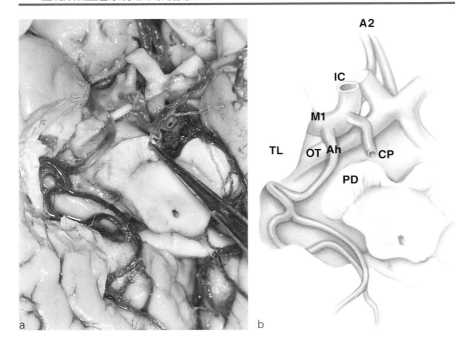

图 5.13　一种罕见的变异,脉络膜前动脉为枕叶包括距状裂皮层的主要供血动脉。
Ah　脉络膜前动脉
A2　大脑前动脉 A2 段
CP　后交通动脉
IC　颈内动脉
M1　大脑中动脉 M1 段
OT　视束
PD　大脑脚
TL　颞叶

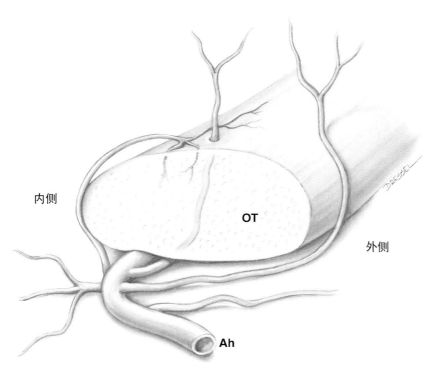

图 5.14　脉络膜前动脉分支与视束解剖关系示意图。注意穿支动脉可以直接通过视束,尤其是供应内囊和苍白球的穿支动脉。还要注意的是直接供应视束的脉络膜前动脉穿支,通常是向内向上穿出绕过视束。
Ah　脉络膜前动脉
OT　视束

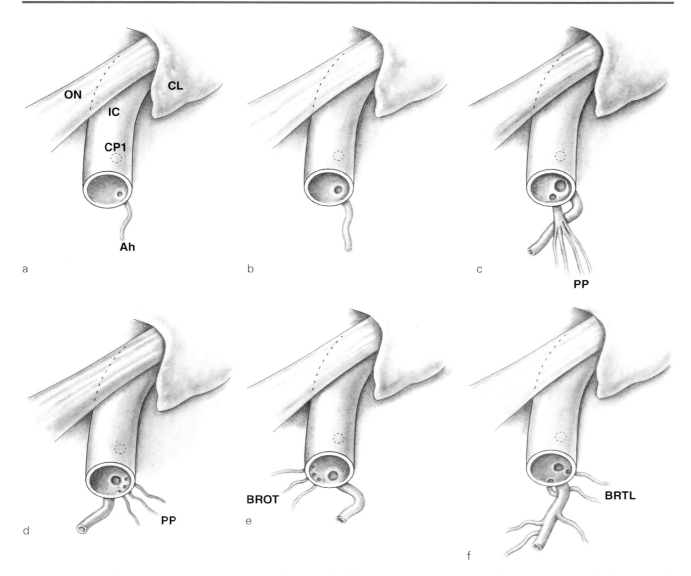

图 5.15 （a-f）脉络膜前动脉起点自颈内动脉不同部位。脉络膜前动脉和后交通动脉起点通常相距 4~5mm，但有时两者起点在一起。
Ah　　脉络膜前动脉
CL　　前床突
CP1　　后交通动脉起始部
IC　　颈内动脉
ON　　视神经
PP　　穿支血管
BRTL　颞叶分支
BROT　穿过视束分支

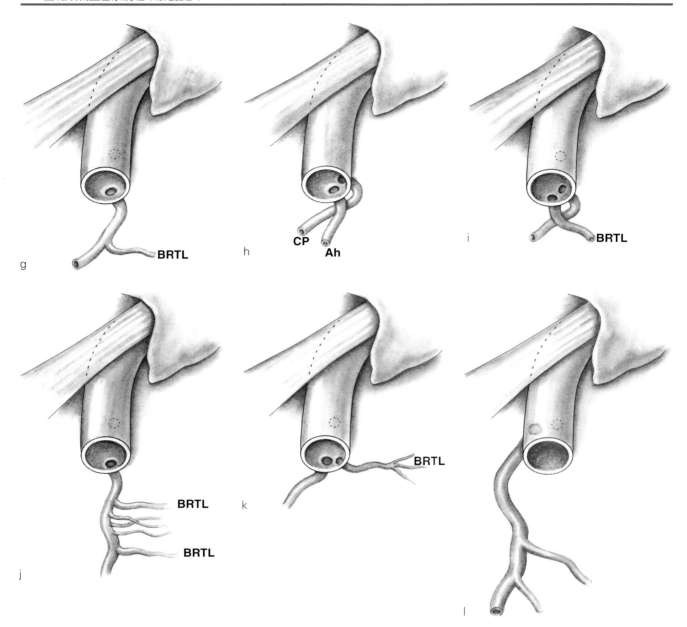

图 5.15（续）（g-l）脉络膜前动脉起点自颈内动脉不同部位。脉络膜前动脉和后交通动脉起点通常相距 4~5mm，但有时两者起点在一起。
Ah   脉络膜前动脉
BRTL 颞叶分支
CP   后交通动脉

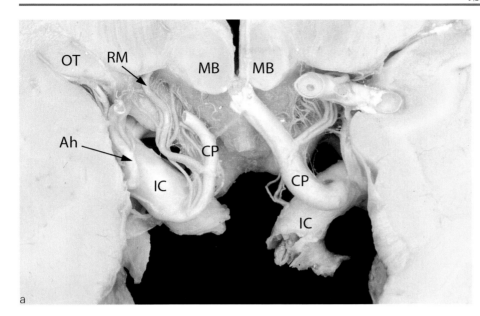

图 5.16 （a）脑底观后交通动脉（CP）从颈内动脉（IC）的起源位置关系。
MB 乳头体
RM 乳头体前动脉
Ah 脉络膜前动脉
OT 视束

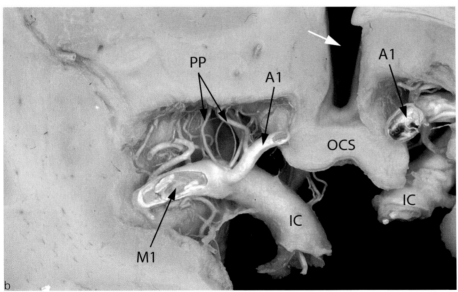

图 5.16（续）（b）脑底观后交通动脉从颈内动脉（IC）的起源位置关系。
OCS 视交叉
A1 大脑前动脉 A1 段
IC 颈内动脉
M1 大脑中动脉 M1 段
PP 中脑穿支动脉

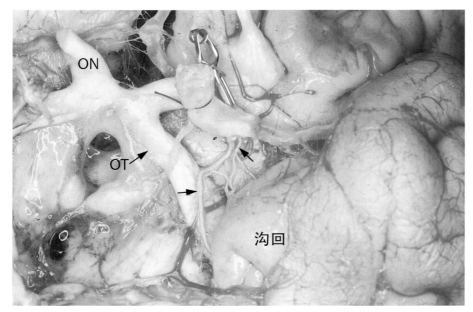

图 5.17 左半球底面观脉络膜前动脉（左箭头）。注意其旁边有一独立的分支动脉（右箭头）由颈内动脉发出至附近沟回。
OT   视束
ON   视神经

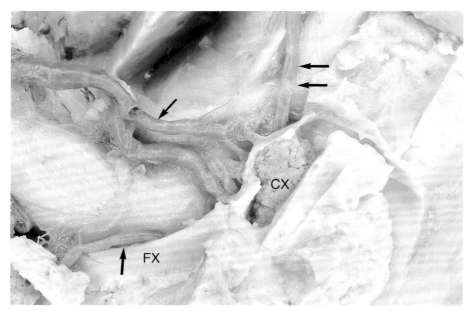

图 5.18 脉络膜前动脉与脉络膜后外侧动脉，以及其各自的引流静脉入 Rosenthal 基底静脉的解剖关系。
⇐   脉络膜前动脉
↑   脉络膜后侧动脉
↓   Rosenthal 静脉
CX   脉络丛
FX   穹隆

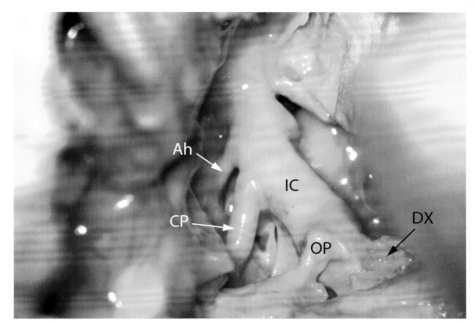

图 5.19 右侧颈内动脉（IC）示意图。
DX　远环
OP　眼动脉
CP　后交通动脉
Ah　脉络膜前动脉

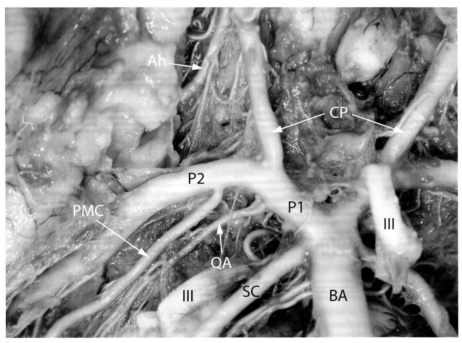

图 5.20 基底动脉底面观。
Ah　脉络膜前动脉
BA　基底动脉
SC　小脑上动脉
CP　后交通动脉
QA　四叠体动脉
PMC　脉络膜后内侧动脉
P1，P2　大脑后动脉 P1，P2 段
III　动眼神经

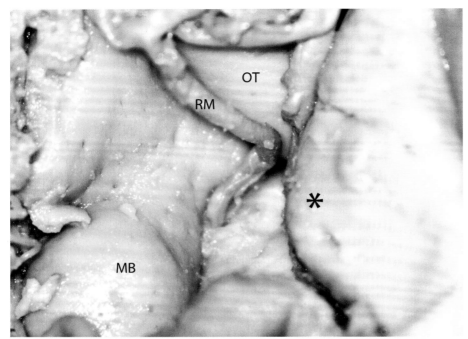

图 5.21　乳头体前动脉（RM）近距离底面观。
MB　乳头体
OT　视束
*　沟回

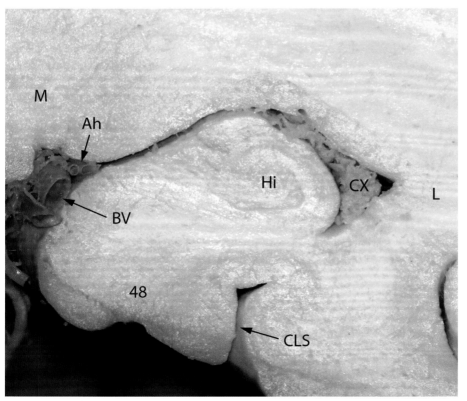

图 5.22　颞中叶横切面观。
M　内侧
L　外侧
BV　Rosenthal 静脉
Hi　海马
48　海马旁回
Ah　脉络膜前动脉
CX　脉络丛
CLS　侧副沟

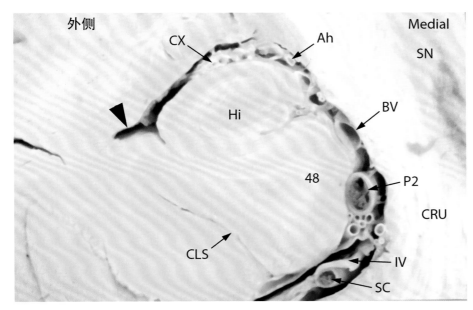

图 5.23　中颞叶横切面观。
黑箭头　　侧脑室颞角
Ah　　　脉络膜前动脉
P2　　　大脑后动脉 P2 段
SC　　　小脑上动脉
BV　　　Rosenthal 静脉
Hi　　　海马
48　　　海马旁回
CLS　　侧副沟
CRU　　大脑脚底
SN　　　黑质
CX　　　脉络丛

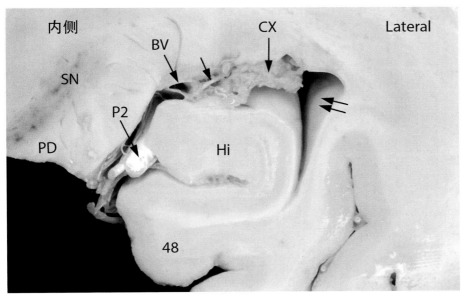

图 5.24　颞叶横切面观。
箭头　　　脉络丛（膜）
双箭头　　颞角
CX　　　脉络丛
Hi　　　海马
P2　　　大脑后动脉 P2 段
48　　　海马旁回
BV　　　Rosenthal 静脉
PD　　　大脑脚
SN　　　黑质

5.3 临床病例

5.3.1 病例1

中年女性,短暂性脑缺血发作,左侧肢体偏瘫。CTA 检查疑示右后交通动脉远端动脉瘤(PCOM),但

DSA 显示脉络膜前动脉(Ah)远端动脉瘤。鉴于 Ah 直径小且动脉瘤瘤颈宽,采用经右侧眶颧入路开颅夹闭动脉瘤。暴露外侧裂后辨认 Ah,切除部分钩回组织后,即在其后方找到该动脉瘤。充分保护 Ah 主干的前提下,夹闭该动脉瘤。患者没有任何手术并发症。

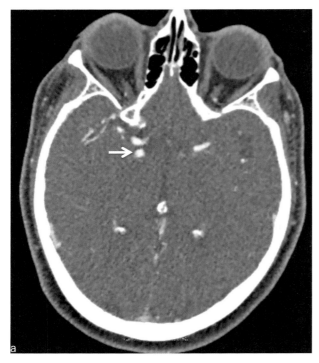
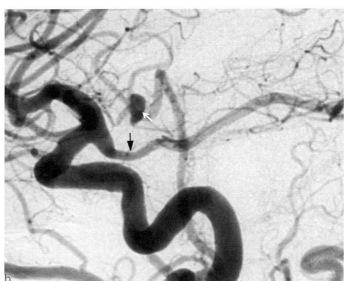

图 5.25 (a)头部 CTA 成像。右侧脉络膜前动脉远端动脉瘤(箭头)。(b)右颈内动脉造影。该动脉瘤(白色箭头)起源于脉络膜前动脉的主干。后交通动脉(黑箭头)。

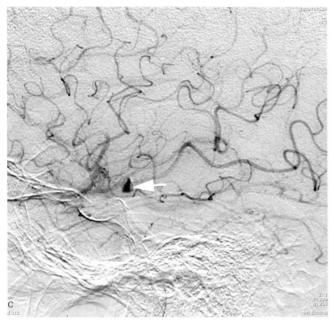

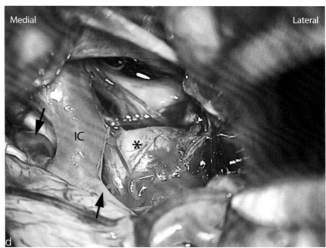

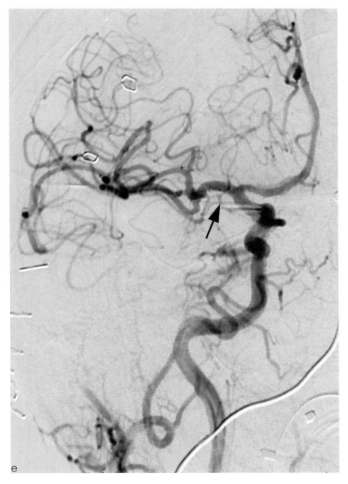

图 5.25（续）（c）造影延迟相。动脉瘤内造影剂滞留（箭头）。（d）术中右侧眶颧开颅见脉络膜前动脉动脉瘤（星号），右颈内动脉（IC），右大脑中动脉 M1 段（右箭头），以及右大脑前动脉（左箭头）A1 段。（e）术中右侧颈内动脉造影。脉络膜前动脉（箭头）保留，动脉瘤完全夹闭不显影。

5.3.2 病例 2

中年男性,搏动性耳鸣, MRA 检查提示可疑颅

内动脉瘤,脑血管 DSA 造影示脉络膜前动脉起自后交通动脉近端,并未发现动脉瘤。

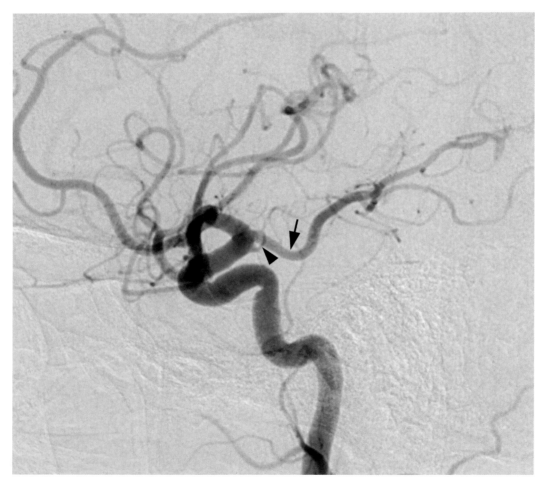

图 5.26 颈内动脉造影。该例为胚胎型后交通动脉 (箭头)。变异之处为脉络膜前动脉 (箭头) 起自后交通动脉的近端,而不是通常的远端。

5.3.3 病例 3

中年女性,症状为头痛伴复视,MRI 及 MRA 示左侧海绵窦区巨大动脉瘤。DSA 造影明确了诊断。综合考虑后,决定行血流导向装置治疗。其远端置于颈内动脉床突上段近端,覆盖动脉瘤颈,继续释放支架时,由于其短缩掉入瘤内,导丝多次顺行进入支架内失败,遂尝试远端逆行进入支架内。再次行左侧股动脉穿刺,导引导管进入左椎动脉,微丝微管通过左侧大脑后动脉超选入左侧后交通动脉,然后进入左侧颈内动脉床突上段,通过支架,从支架近端出来,用导管捕获逆行的导丝、再利用此导丝上支架管,套叠于原支架内,重新释放一根密网支架,覆盖动脉瘤颈,重建颈内动脉海绵窦段。该患者恢复良好,症状明显改善。

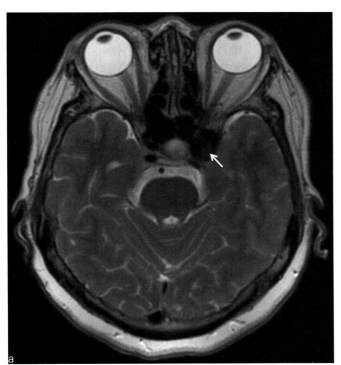
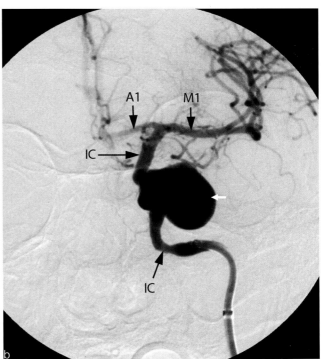

图 5.27 (a)MRI T2 像显示左侧海绵窦区巨大动脉瘤(瘤内部分血栓)(箭头)。(b)左侧颈内动脉血管造影示左侧颈内动脉海绵窦段动脉瘤(箭头)。
IC　颈内动脉
A1　大脑前动脉 A1 段
M1　大脑中动脉 M1 段

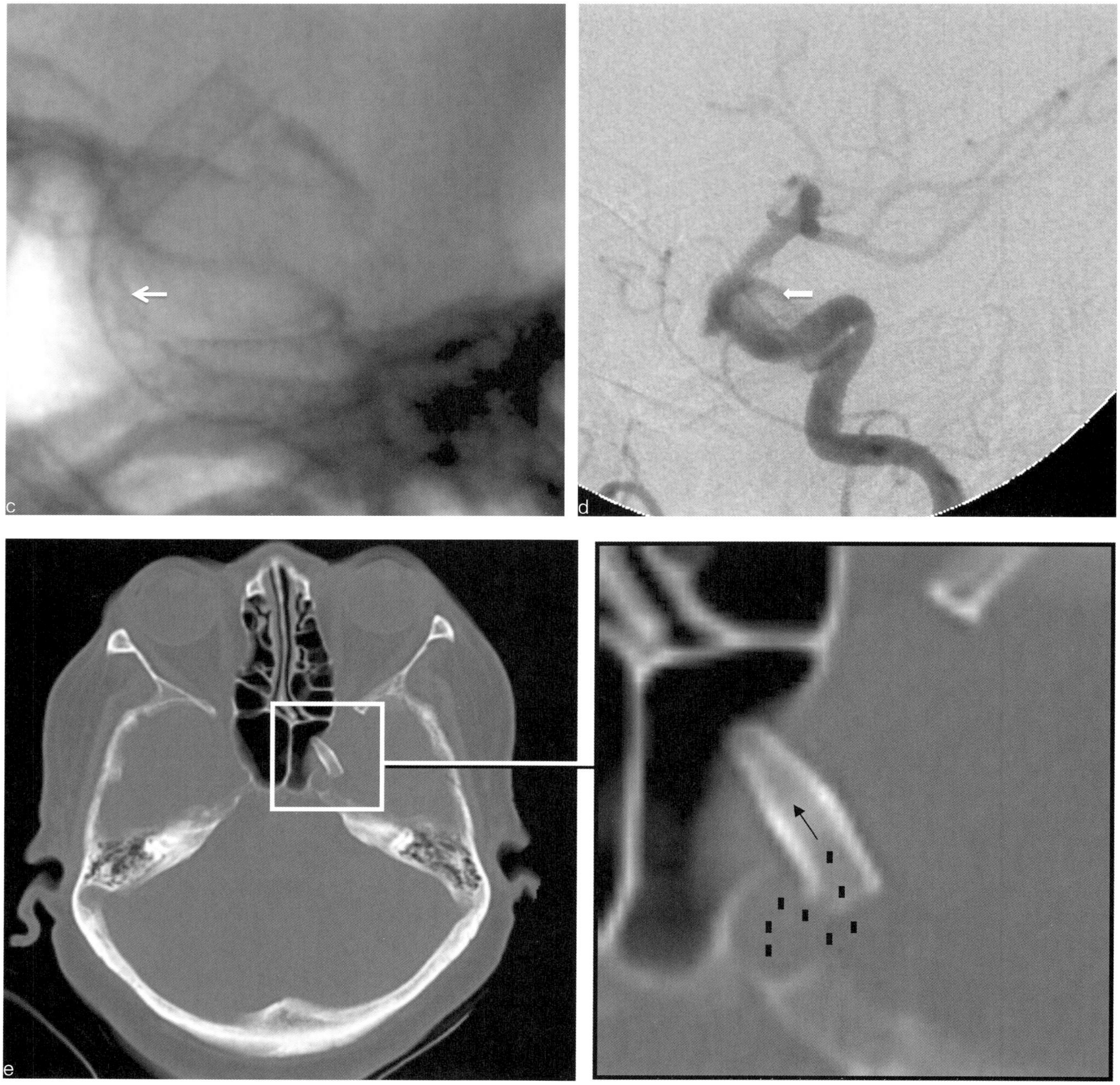

图 5.27（续）（c）术中血管内造影成像。（d）左侧颈内动脉放置血流导向装置（箭头）。（e）头 CT 成像示（方框）密网支架缩短移位。放大显示密网支架脱入动脉瘤腔内。

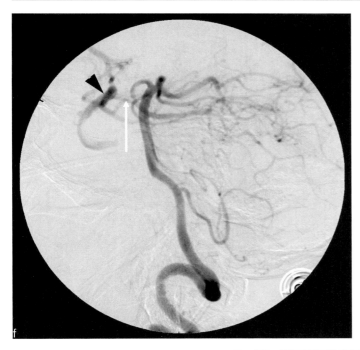

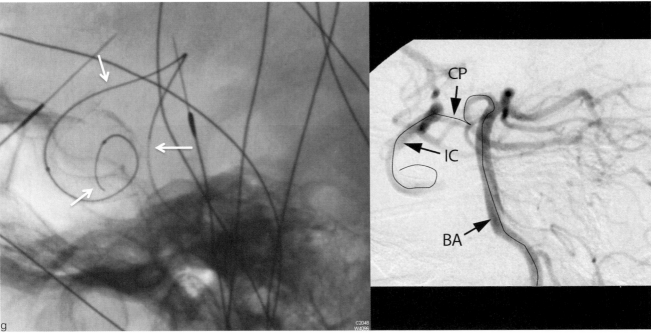

图 5.27（续）（f）左侧椎动脉造影。粗大的左侧后交通动脉（白箭头）与左侧颈内动脉（黑箭头）相交通。（g）微导丝（左图箭头）超选进入动脉瘤内。右图示微导丝通过左侧椎动脉（未显示）、基底动脉（BA）、左侧后交通动脉（CP），进入左侧颈内动脉（IC）。

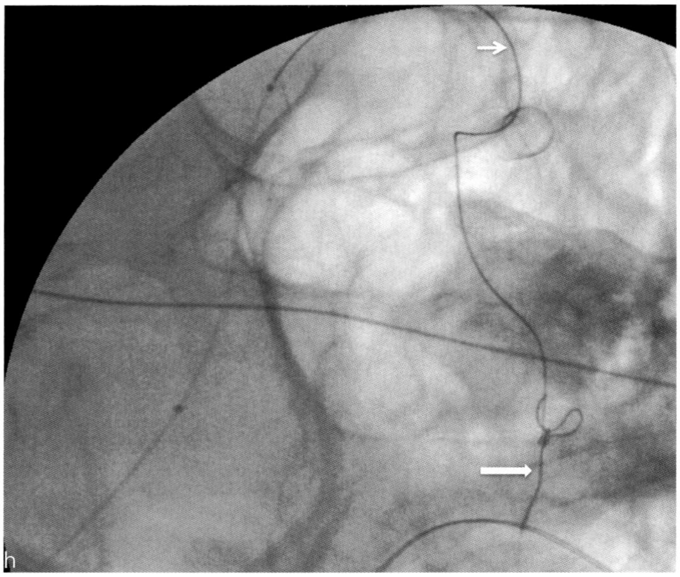

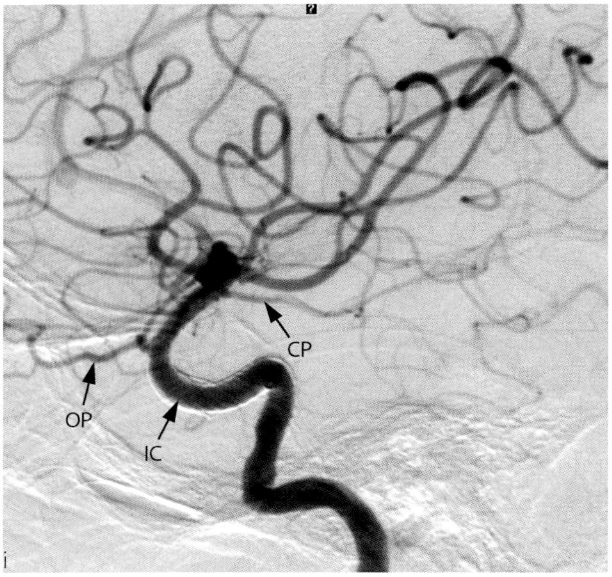

图 5.27（续）（h）与（g）同步，左侧颈内动脉微导管（下箭头）超选进入动脉瘤，捕获经由左侧椎动脉通过左侧后交通动脉进入的微导丝（上箭头），并重新放置另一血流导向装置。（i）术后 6 月左侧颈内动脉造影复查，示左侧颈内动脉重建良好，动脉瘤无复发。
OP　　眼动脉

临床荟萃

- 在夹闭后交通动脉瘤之前,明确后交通动脉与前床突的解剖位置关系至关重要。如果后交通动脉比正常情况下更靠近前床突,或者在前床突下,则需要充分暴露颈内动脉以可以控制载瘤动脉近端。另外,在暴露后交通动脉瘤时,尽量不要牵拉颞叶,因为动脉瘤可能隐藏在内侧颞叶和小脑幕内,牵拉颞叶可能导致动脉瘤破裂。

- 当夹闭基底动脉顶端动脉瘤时,后交通动脉可能会阻挡动脉瘤颈及其穿支动脉的显露。如果不是胚胎型或者发育不全的 P1 段,可以用两个微型 / 动静脉畸形夹在其与大脑后动脉的交界处锐性分离,此优于双极电凝,后者常不可避免地造成大脑后动脉远端至丘脑穿支动脉的损伤。

- 当夹闭后交通动脉瘤时,识别清楚其附近的脉络膜前动脉亦至关重要,否则很有可能闭塞脉络膜前动脉主干导致偏瘫。

- 脉络膜前动脉的血管内治疗,比如通过脉络膜前动脉对远端的动静脉畸形进行栓塞治疗,相对于其他颅内血管分支风险更高。对于脉络膜前动脉的各种治疗,应与豆纹动脉、丘脑穿支动脉及基底动脉穿支同等重视。因为脉络膜前动脉亦为终末血管,血管本身的直接损伤或栓塞剂的逆流,均可能造成严重的神经功能障碍。

第六章　大脑中动脉

颈内动脉的末段为大脑中动脉,其位于嗅三角区视交叉外侧,穿过岛阈,向前外侧走行进入岛叶。大脑中动脉的分叉变化较大,有的在岛阈即开始分叉,当 M1 段较长时,其在岛阈一般不会分叉。大脑中动脉的主要分支经过岛叶表面,然后分布于额叶、顶叶和颞叶,延伸至脑表面的脑沟。大脑中动脉从侧裂出来之前,走行距离能达到 5 cm。大脑中动脉分支变异大,概括分为颞支(颞前、颞中、颞后)、额支(额下、额中、额后)、中央支、顶支(缘上回支、角回支)和颞枕支。

6.1　颞部

通常,M1 会在分叉或分叉前发出一个单独的颞前分支。有时,颞前动脉可能起源于颈内动脉。但它并不是一个真正的"副大脑中动脉",它只是大脑中动脉的一个早期分支,只供应颞前区。然后,这个相对较小的分支,可能发出较大的穿支动脉。真正的副大脑中动脉起源于大脑前动脉 A2 段,平行于大脑中动脉的外侧裂方向走行,供应额叶皮质。

6.2　额部

大脑中动脉的额支由眶额支、额上支或额中支、额前支或额后支组成。有时,中央动脉和中央前动脉有一个共同的起源。额支的形态,有时是由中央动脉起源于额部还是远端决定的。

中央沟动脉可能起源于额部分支,也可能起源于缘上回角回动脉支。有时,这条动脉是双分支或分叉的,可与中央后动脉和中央前动脉重叠供血。中央动脉走行在中央沟内。

6.3　顶部

大脑中动脉的顶叶分布包括中央后回、缘上回和角回的供血,其结构取决于大脑中动脉如何分叉。一般来说,最终供给角回的动脉经过颞横回。有时,来自颞枕支的小动脉参与角回血供。中央动脉可起源于缘上回分支。

6.4 颞枕部

大脑中动脉的颞枕支可供应整个颞叶,也可向后走行至枕叶外侧供血。颞枕支是起源于外侧裂深处的早发、粗大的大脑中动脉分支,其向后走行,供应前、中、后颞区。它也可在角回后方发出单独分支。有时,颞枕支不发达,其与顶部分支血管共干。此时,前颞区和颞中区可由 M1 的单独分支供血。

6.5 大脑中动脉的穿支血管

供应豆状核纹状体的穿支动脉来自大脑中动脉 M1 段的近端,并且同时供应黑质、前联合外侧部、壳核、苍白球外侧、内囊前肢、相邻的放射冠和尾状核头。豆纹动脉分为内侧和外侧组。大脑中动脉的穿支形态各异,其主要分为三种模式:①粗穿支动脉主要在大脑中动脉 M1 段近端;②粗穿支动脉主要在大脑中动脉 M1 段远端;③粗穿支动脉主要在大脑中动脉 M2 段。

一般情况下,离颈内动脉分叉非常近的穿支血管直径较小。大脑中动脉 M1 段的长度和其穿支模式并不相关。

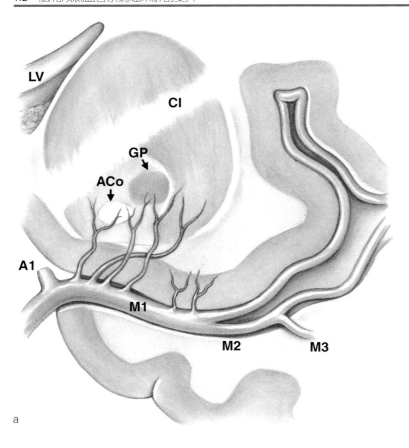

a

图 6.1（a-c）通过左侧冠状切面,在前连合水平的半球,显示了大脑中动脉穿支三种模式,注（c）穿支动脉来自 M2 和 M3 段。

A1	大脑前动脉
ACo	前连合
CI	内囊
GP	苍白球
LV	侧脑室
M1	大脑中动脉 M1 段
M2	大脑中动脉 M2 段
M3	大脑中动脉 M3 段

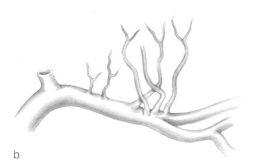

b

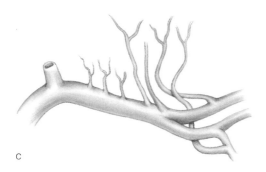

c

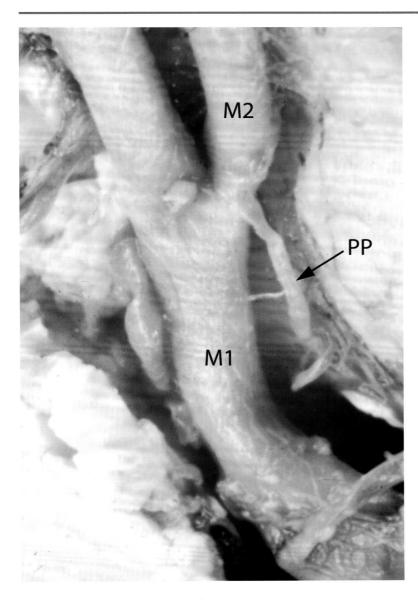

图 6.2 大脑中动脉（M2 段）穿支，粗大的逆行血管（PP）。

M1　　大脑中动脉 M1 段

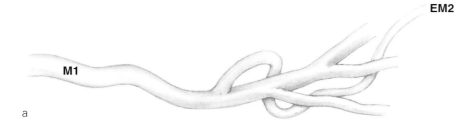

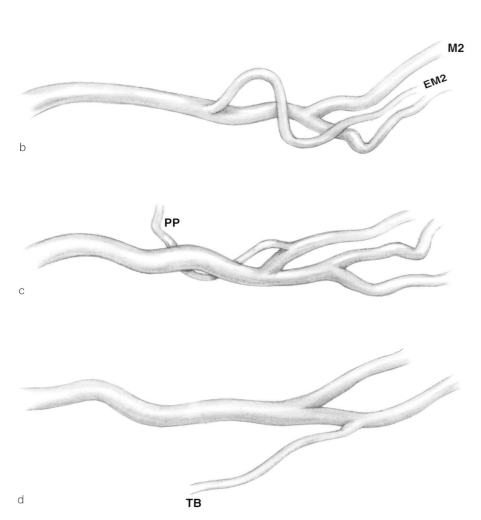

图 6.3 （a-d）大脑中动脉 M1 段分支的变化。

M1　大脑中动脉 M1 段
M2　大脑中动脉 M2 段
EM2　供应顶叶的 M2 段早发分支
PP　穿支血管
TB　颞动脉支（前）

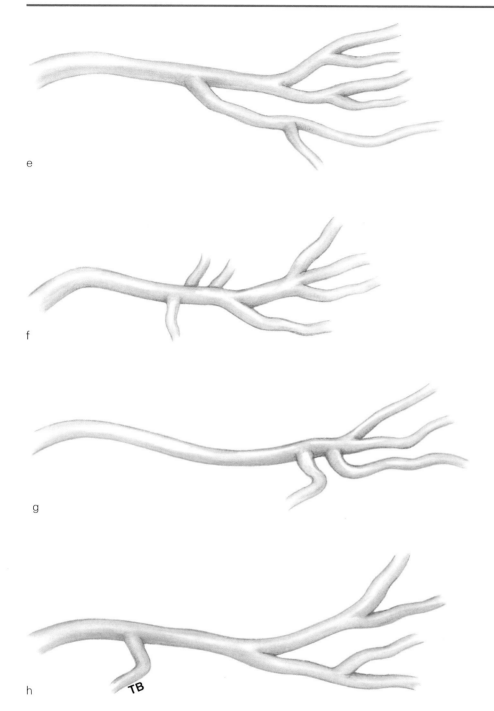

图 6.3（续）（e-h）大脑中动脉 M1 段分支的变化。

TB   颞动脉分支（前）

e

f

g

h   **TB**

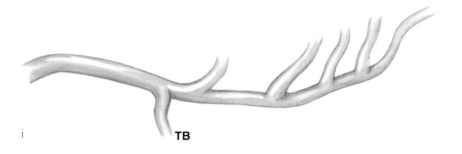

图 6.3（续）（i-l）大脑中动脉 M1 段分支的变化。

M1　　大脑中动脉 M1 段
TB　　颞动脉分支（前）

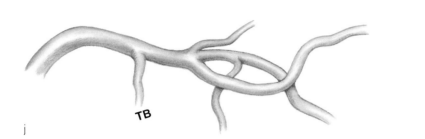

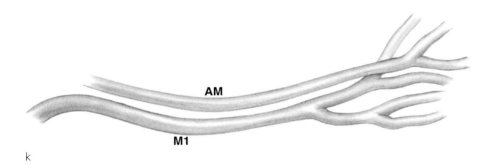

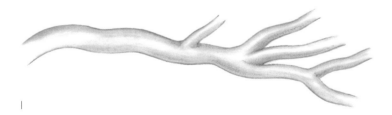

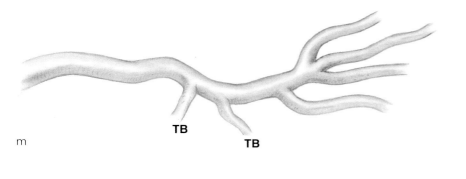

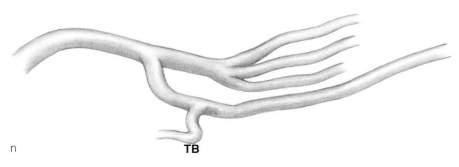

图 6.3（续）（m-n）大脑中动脉 M1 段分支的变化。

TB　　颞动脉分支（前）

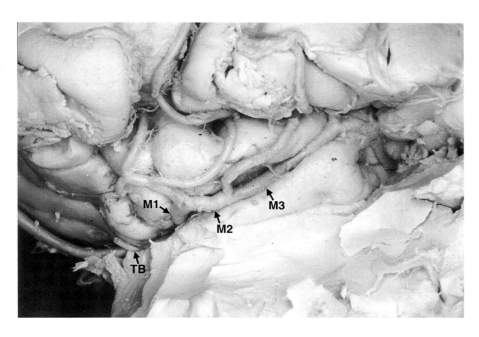

图 6.4　类似于图 6.3h 和 6.3l 的 M1 段分叉模式。

M1　　大脑中动脉 M1 段
M2　　大脑中动脉 M2 段
M3　　大脑中动脉 M3 段
TB　　颞动脉分支（前）

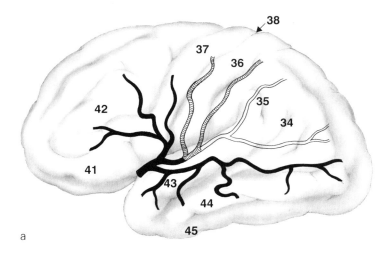

图 6.5 大脑中动脉远端分支的分布模式。中央支、缘上回支和角回支起源于同一干,颞支粗大,单独发出 (a-g)。额部供血支起源于中央动脉上 (h-l)。混合变异,更为典型的是,角回动脉从粗大的颞支单独发出 (m-r)。中央支、缘上回支、角回支和颞支呈"三干"模式 (s-t)。副大脑中动脉 (AM) 起源于 A2,供应额叶,并发出中央动脉(u)。见**图 6.3k** 和**图 7.3i**。

□	缘上回和角回分支
▨	中央动脉
■	额叶和(或)颞枕分支
34	角回
35	缘上回
36	中央后回
37	中央前回
38	中央沟
41	额下回
42	额中回
43	颞上回
44	颞中回
45	颞下回

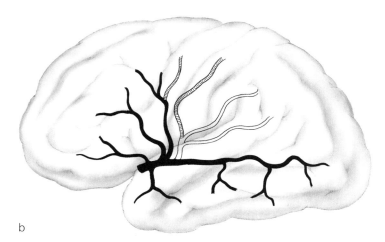

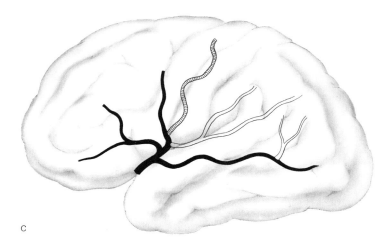

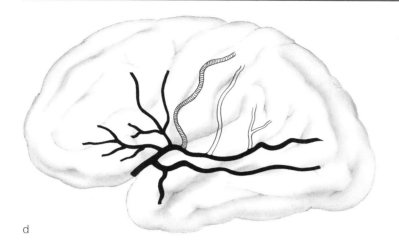

图 6.5（续） 大脑中动脉远端分支的分布模式。（d,e）中央支,缘上回和角回支起源于同一干。

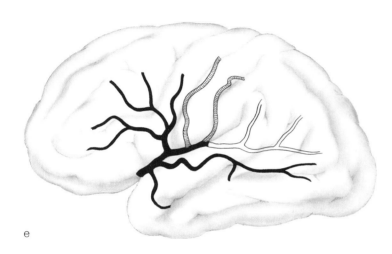

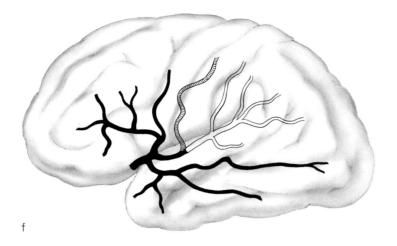

f

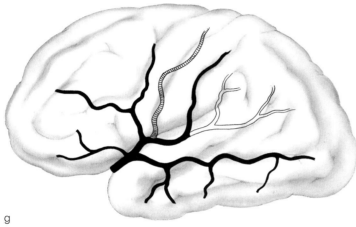

g

图 6.5（续）　大脑中动脉远端分支的分布模式。
（f,g）类似于（a-e）。

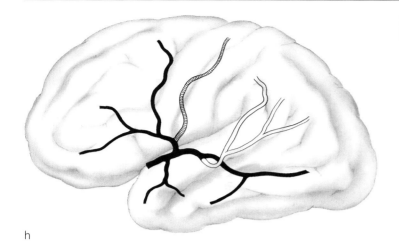

图 6.5（续） 大脑中动脉远端分支的分布模式。（h-j）额部供血起源于中央动脉。

h

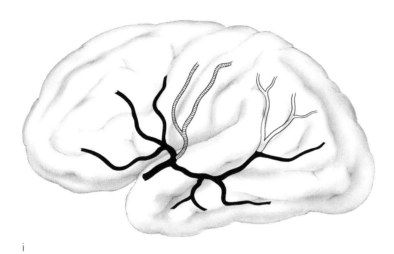

i

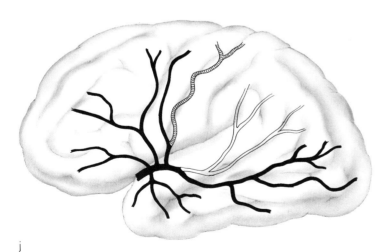

j

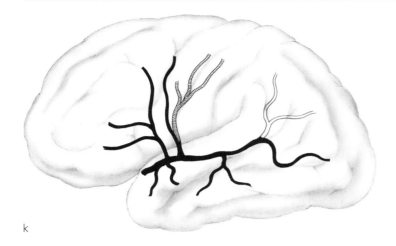

图 6.5（续） 大脑中动脉远端分支的分布模式。（k，l）额部供血起源于中央动脉。

k

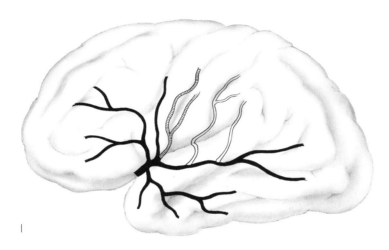

l

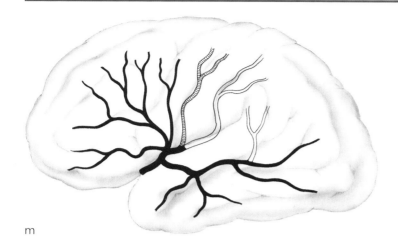

图 6.5(续) 大脑中动脉远端分支的分布模式。(m-o)角回动脉从粗大的颞支单独发出。

m

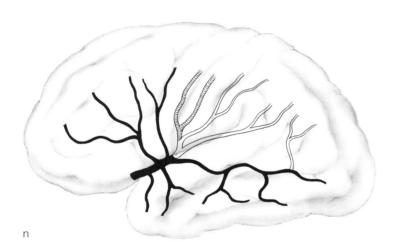

n

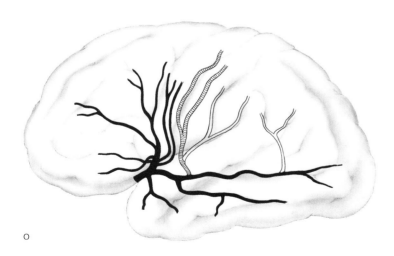

o

图 6.5（续） 大脑中动脉远端分支的分布模式。
（p-r）类似于（m-o）。

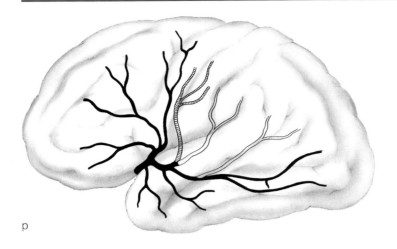

p

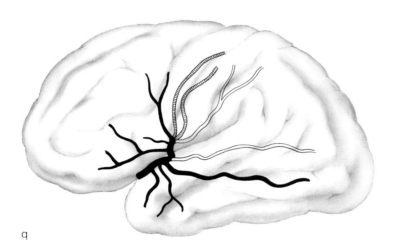

q

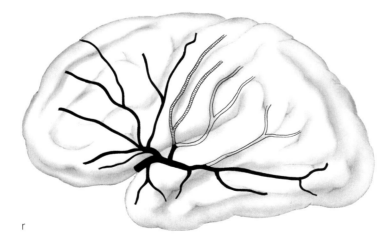

r

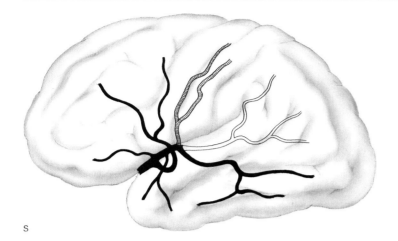

图 6.5（续） 大脑中动脉远端分支的分布模式。（s，t）中央支，缘上回支和角回支分为三干。

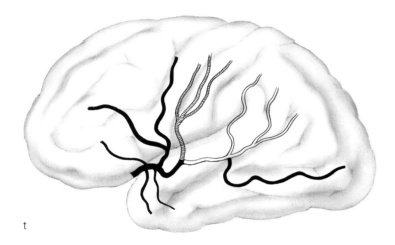

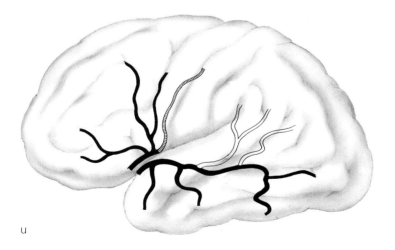

图 6.5（续） 大脑中动脉远端分支的分布模式。（u）真正的副大脑中动脉。

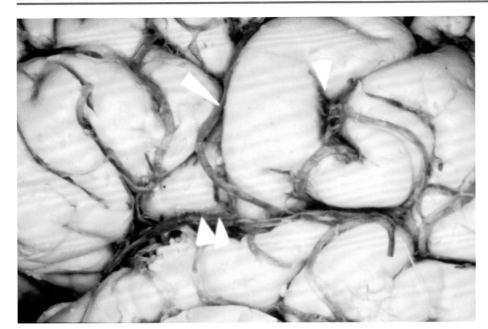

图 6.6 中央前动脉（左上箭头）。中央沟有两条动脉进入（右上箭头）。大脑中浅静脉（双箭头）。

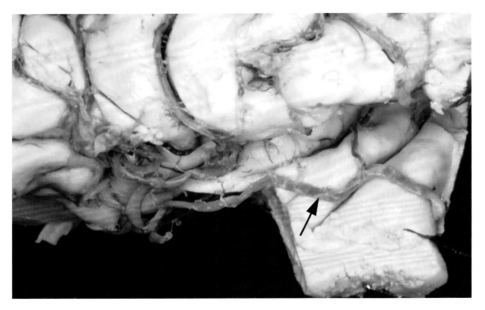

图 6.7 大脑中动脉的分支（箭头）在颞横回中穿过。这个分支常发出角回动脉。

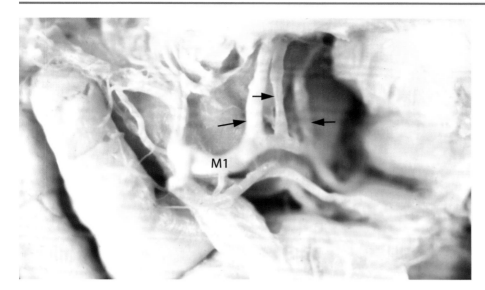

图 6.8　M1 三分叉（3 个箭头）。

M1　　大脑中动脉

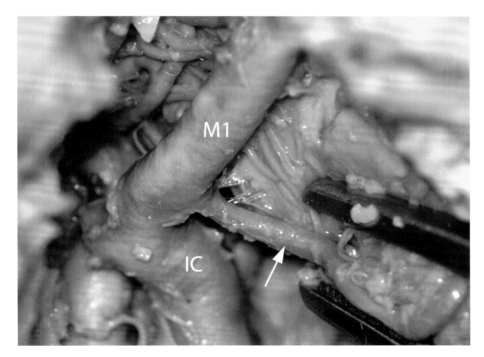

图 6.9　大脑中动脉（M1）的前颞支（箭头）。

IC　　颈内动脉

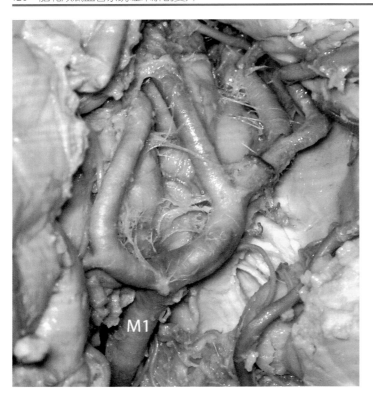

图 6.10　大脑中动脉 M1 段双分叉，M2 也较粗。

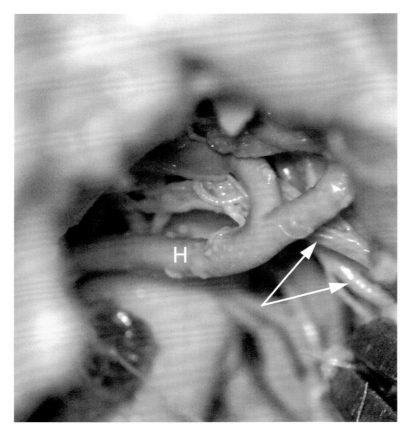

图 6.11　Heubner 回返动脉在大脑中动脉外侧纹状体分支（双箭头）的内侧分叉。

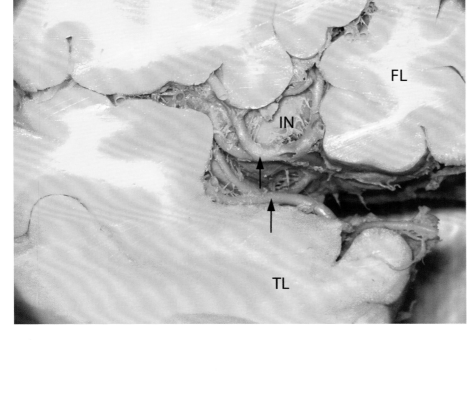

图 6.12 右半球的矢状切面,露出大脑侧裂和大脑中动脉复合体(箭头)。

IN 岛叶
TL 颞叶
FL 额叶

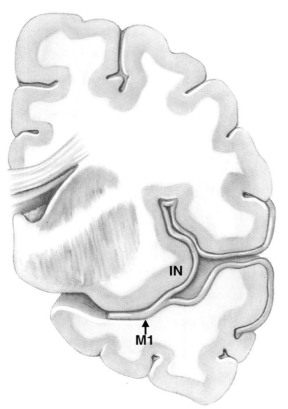

图 6.13 左半球的冠状切面,显示大脑中动脉在岛叶及半球凸面的轮廓。

IN 岛叶
M1 大脑中动脉

6.6 临床病例

6.6.1 病例1

中年患者,症状为右侧偏瘫、头痛严重。CT 示左侧外侧裂区高密度影,周围低密度水肿带。脑血管 DSA 造影显示左侧大脑中动脉 M1 段巨大动脉瘤,瘤颈部有一较大的豆纹动脉。在弹簧圈栓塞动脉瘤时,发出粗大豆纹动脉的瘤颈处未填实,以利豆纹动脉的供血,动脉瘤栓塞时用了血流导向装置。术后造影显示动脉瘤完全闭塞。后期患者偏瘫完全恢复,疗效显著。

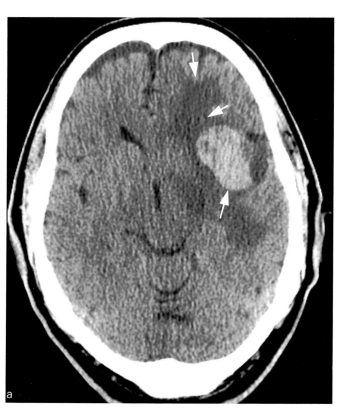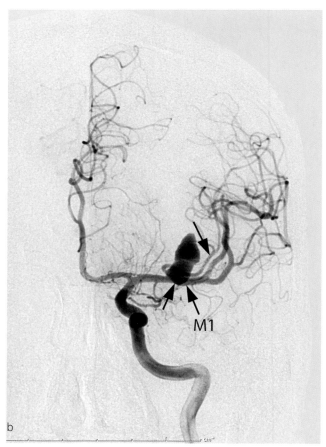

图 6.14 (a)头 CT 示左额颞部高密度(下箭头),周围低密度水肿(上、中箭头)。(b)左颈内造影示瘤颈部膨隆(下箭头),瘤颈处发出粗大的豆纹动脉(右上箭头)。

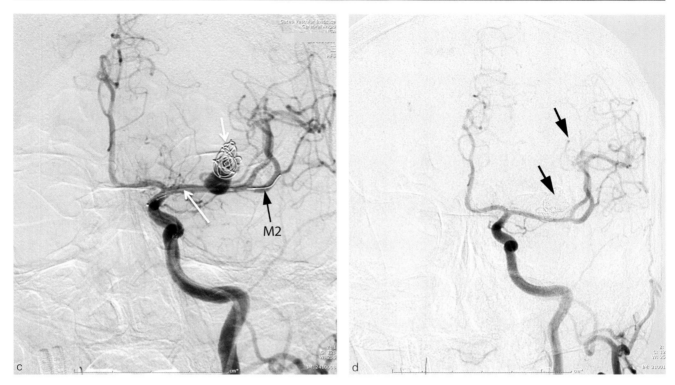

图 6.14（续）（c）微导管置于动脉瘤内、血流导向装置覆盖动脉瘤颈，未达 M2 段。动脉瘤内填充弹簧圈时注意不要堵塞豆纹动脉起始部。（d）术后左颈造影，动脉瘤闭塞（下箭头），豆纹动脉远端血流减慢。

6.6.2 病例 2

老年男性患者,醒后失语、右侧偏瘫。美国国立卫生研究院(NIH)中风评分为 20 分。CTA 显示左侧 M1 远端闭塞,灌注 CT 显示核心梗死区体积相对小,周围缺血半暗带范围较大。紧急启动血管内介入治疗,脑血管 DSA 造影同样证实左侧 M1 远端闭塞。大孔径的抽吸导管输送至尽量靠近 M1 段血栓处,微导丝携微导管通过血栓、达 M2/M3 段,微导管和近端导引导管同步造影,确定血栓长度后,微导管

内输送取栓支架,支架跨过血栓,释放支架,观察 5 分钟,让血流到达远端缺血区。之后,抽吸导管开始抽吸,取栓支架撤回抽吸导管内,取出血栓。再次造影显示达到 TICI-3 级的血流再通。第二天,患者 NIH 评分上升到 1 分,只有右上肢轻度无力。复查灌注 CT 显示双侧大脑半球灌注基本对称,只有原先的核心梗死区,有个小的局部低灌注。

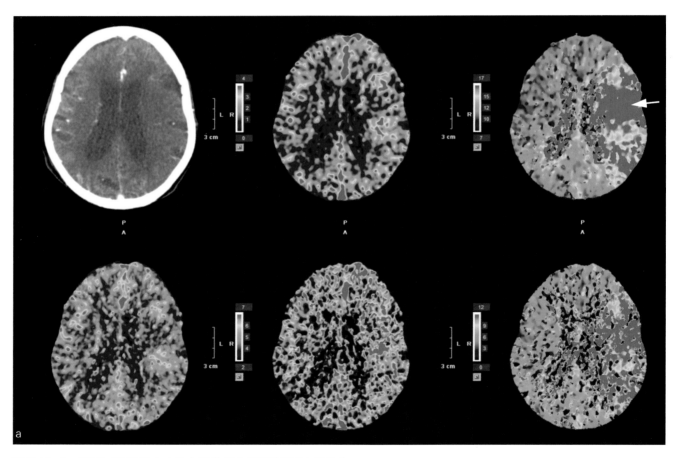

图 6.15　(a)灌注 CT 显示左大脑中动脉闭塞伴灌注不足(箭头)。

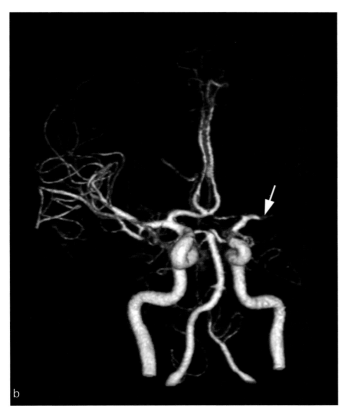
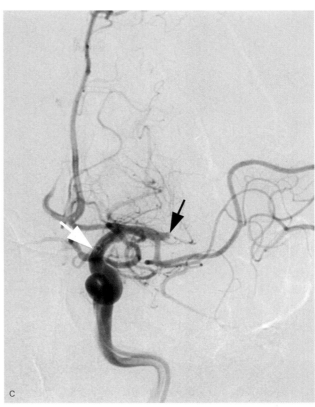

图 6.15（续） （b）CTA 示左侧大脑中动脉闭塞（箭头）。（c）将抽吸导管（0.54 英寸，Penumbra，Inc.，Alameda，CA）置于左颈内动脉床突上段（左箭头），左大脑中动脉上干闭塞（右箭头）。

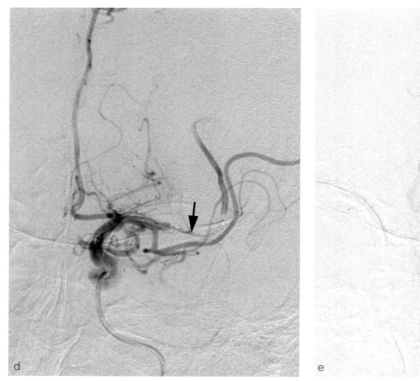
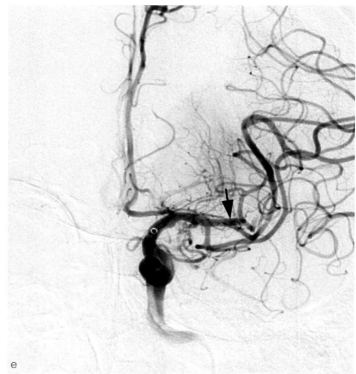

图 6.15（续）（d）支架导管（Codman，West Chester，PA）（箭头）通过大脑中动脉闭塞段，Solitaire（Covidien，Plymouth，MN）支架取栓。（e）取栓后左颈内动脉血管造影，M2 段闭塞开通（箭头）。

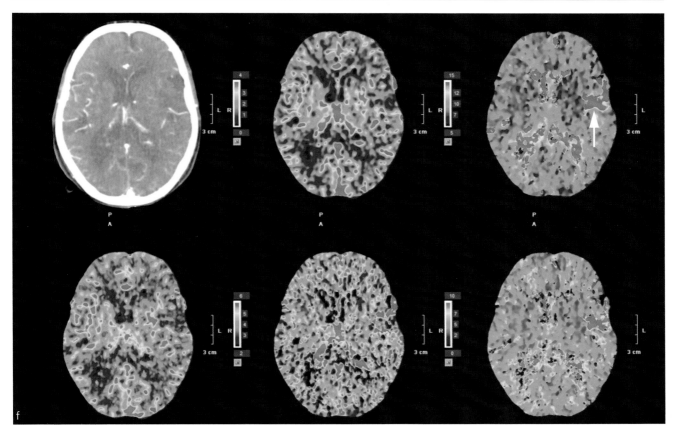

图 6.15(续) (f)取栓后灌注 CT 示左侧大脑中动脉远端供血区小的低灌注(箭头)。

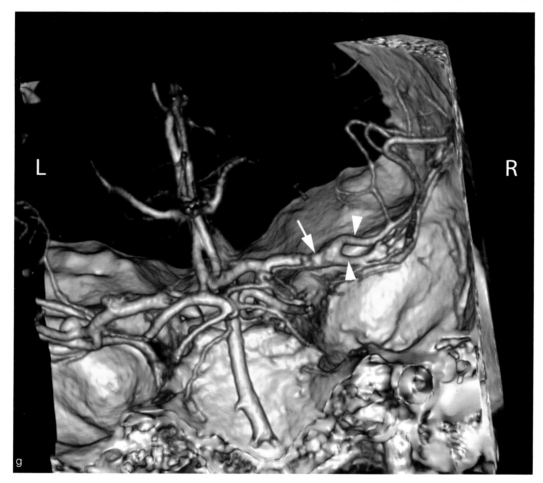

图 6.15(续) (g)CTA 示大脑中动脉 M1(箭头)和 M2 段(箭头)。

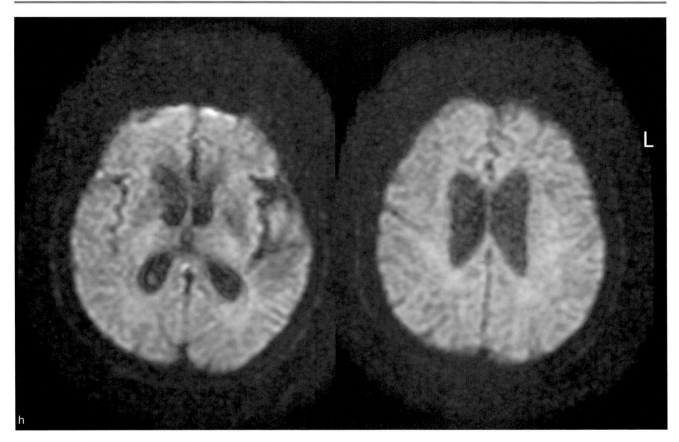

图 6.15（续）（h）取栓后磁共振片，未见明显梗死。

6.6.3　病例 3

十几岁的女孩,突发的全身性癫痫发作。CT 提示右额叶血管畸形可能。脑血管 DSA 造影明确为大脑中动脉上干供血、引流至大脑上浅静脉的动静脉畸形（AVM）。予抗癫痫药物,在全麻下行畸形供血动脉超选栓塞术。微导管造影显示 AVM 的血管结构。在栓塞前,患者接受了详细的神经系统功能检查,包括静脉注射戊巴比妥钠和利多卡因进行 Wada 试验,试验结果没有神经功能缺损,因此使用液态栓塞剂,通过两条畸形责任供血动脉,栓塞了 AVM,术后造影显示 AVM 完全闭塞。

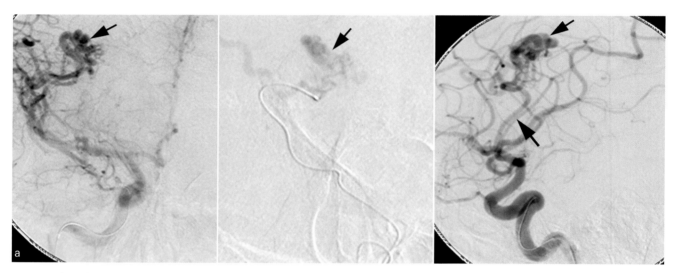

图 6.16　（a）右颈内动脉造影示大脑中动脉远端分支供血的动静脉畸形。

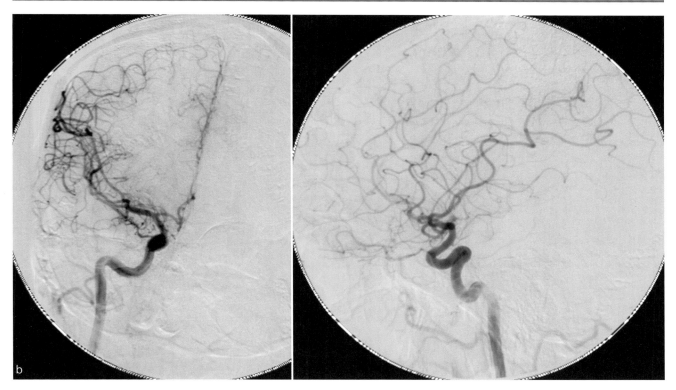

图 6.16(续）（b）栓塞术后右颈动脉血管造影显示动静脉畸形完全闭塞。

临床荟萃

- 充分暴露外侧裂,可以把整个大脑中动脉(MCA)包括 M1、M2 和 M3 都很好的显露,因此,处理 MCA 分叉处的宽颈动脉瘤,开颅夹闭仍是首选的方法。但是,夹闭时不能忽视外侧的豆纹动脉。由于大脑中动脉分叉部动脉瘤的宽颈,要考虑保护双侧 M2 段,因此常规的血管内介入方法较难处理。常需要双支架,分别释放到双侧 M2 段,形成 Y 形,然后弹簧圈栓塞,来介入治疗分叉处宽颈动脉瘤。这种方法增加了介入操作步骤,在不能行开颅夹闭时,一般才会考虑介入手段。当然,随着新的介入材料的出现,如血流导向装置、分叉处动脉瘤栓塞装置等的应用,大脑中动脉分叉处宽颈动脉瘤也会更多用血管内介入方法治疗。

- 在高流量搭桥时,对于移植的静脉或动脉血管,M2 远端和 M3 近端分支是非常好的浅表受体血管。

前 / 颞叶

- 在 M1 远端或 M2 近端闭塞导致脑缺血梗死时,前颞部分支血管可以作为大脑中动脉远端的侧支循环血管,供应缺血半暗带。

额部

- 额部皮层的大脑中动脉 M4 段血管,是颞浅动脉低流量搭桥非常好的受体血管。

- 相对于大脑中动脉分叉处动脉瘤,M1 段动脉瘤和颈内动脉(IC)分叉处动脉瘤的开颅夹闭手术风险更高,因为动脉瘤位置深在,且有很多穿支动脉的遮挡,常不能清楚显露动脉瘤,而且在显露动脉瘤时,穿支动脉也更易损伤,造成相应并发症。同样,尽管颈内动脉近端动脉瘤,尤其靠近后交通位置的动脉瘤,血流导向装置是很好的选择,但 M1 段释放血流导向装置,甚至不止放置一个血流导向装置,M1 段的豆纹动脉也可能受影响,造成相应并发症。此部位的动脉瘤,支架辅助弹簧圈栓塞,仍不失为一个很好的选择。

急性缺血性脑卒中,大脑中动脉 M1 段是大血管闭塞常见的部位。对于 M1 急性闭塞,静脉溶栓并不适合,最新的随机研究表明,支架取栓、导管抽吸或者两者联合是大脑中动脉 M1 段急性闭塞最优的处置方法。

第七章 大脑前动脉及前交通动脉

大脑前动脉在嗅三角区域起自颈内动脉分叉部。颈内动脉分叉部到前交通动脉之间、视交叉上方的一段称为 A1 段,它发出穿支血管供应内侧纹状体区,并发出小分支血管供应视神经及视交叉。大脑前动脉 A1 段汇入前交通动脉后,继续向前上行、环绕胼胝体膝部下方的一段为 A2 段,眶额动脉、额极动脉起自 A2 段。A2 段随后分为胼周动脉和胼缘动脉。前交通动脉、胼周动脉和胼缘动脉的主干及分支血管多种多样。前交通动脉分支分布于大脑半球的内侧面,向后延伸至楔前叶区域。胼周动脉的末梢血管与大脑后动脉的胼胝体压部分支之间形成微循环吻合。

7.1 A1 段

A1 段的直径变化较大,当一侧 A1 发育不全时,对侧 A1 通常就很发达。一侧 A1 段的完全缺失极少见。A1 可能会隐藏于视神经或视交叉下,至今,作者并没有见到这种情况。A1 段可能会存在成窗畸形。

7.2 Heubner 动脉

Heubner 动脉起自 A1 段与前交通动脉、A2 段的交汇部,也可起自 A1 段的中部,其通常隐藏于 A1 段后面,向外侧走行,终末支向中央延伸于大脑中动脉的纹状体外侧支。Heubner 动脉可能在单侧或双侧同时成对出现。至今,作者还没有发现该动

脉的缺如。

7.3 前交通动脉

前交通动脉在中线部位连接双侧 A1 段,并发出 A2 段。这种结构变异较大,完全缺如的少见。前交通动脉也可以呈多支或成窗的形态存在,其发出分支供应下丘脑后部。

7.4 A2 段

A2 段起自大脑前动脉 A1 段发出前交通动脉后,通常两侧的 A2 段直径基本相等,但其分支变化较大。当然,眶额动脉与额极动脉通常比较固定,眶额动脉一般起自 A2 段起始部的 5~10mm 处。有时,可能会有单支或三支 A2 段。

7.5 胼周动脉

胼周动脉直接延续自 A2 段,向后走行,在胼胝体压部与大脑后动脉的分支胼胝体压部动脉之间形成微循环吻合,其终末支也可进入楔叶。

胼周动脉分支以及胼缘动脉分支动脉变化较多。胼周动脉主干发出放射状分支供应大脑半球内侧脑回。有时,双侧胼周动脉之间可能会有桥动脉连接。

7.6　胼缘动脉

　　胼缘动脉也起自 A2 段,它向前上、在扣带回的上方走行,供应额叶前部及旁中央小叶,其主干及分

支变化也较多,但相对于胼周动脉,其双侧之间的桥动脉少见。

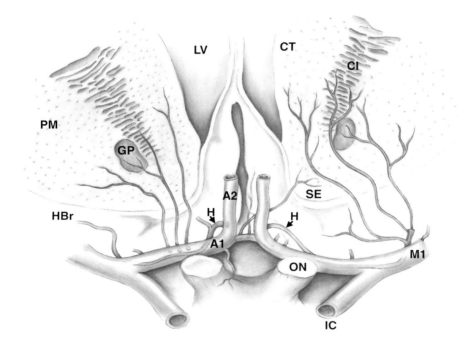

图 7.1　大脑半球苍白球头端冠状切面,显露 A1 和前交通动脉。

A1	大脑前动脉 A1 段
A2	大脑前动脉 A2 段
CI	内囊
CT	尾状核
GP	苍白球
H	Heubner 动脉
HBr	Heubner 动脉额叶分支
LV	侧脑室
M1	大脑中动脉
ON	视神经
PM	壳
SE	隔区
IC	颈内动脉

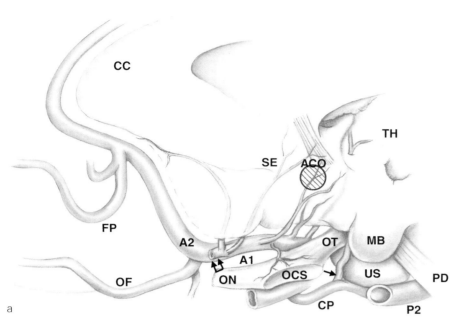

a

图 7.2 （a）视交叉平面的胼胝体矢状位切面。右侧大脑半球内侧面。

A1	大脑前动脉 A1 段
A2	大脑前动脉 A2 段
ACO	前联合
CC	胼胝体
CP	后交通动脉
FP	额极动脉
MB	乳头体
OCS	视交叉
ON	视神经
OF	眶额动脉
OT	视束
PD	大脑脚
P2	大脑后动脉 P2 段
SE	隔区
TH	丘脑
US	钩回
→	乳头体动脉
⇒	前交通动脉

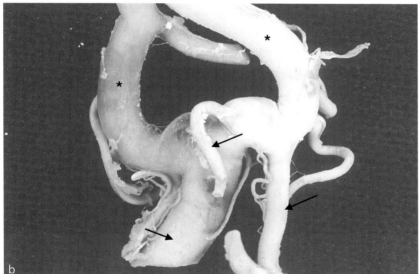

b

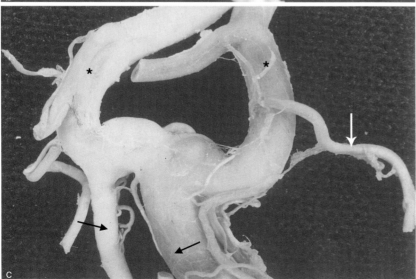

c

图 7.2（续）（b、c）前交通动脉"第三 A2"实例，胼胝体下动脉。（b）后面观，右上箭头所指为胼胝体下动脉。右下及左下箭头所指为 A1，* 为双侧 A2。（c）前面观，白色箭头为眶额动脉；右下及左下箭头所指为 A1，* 为双侧 A2。

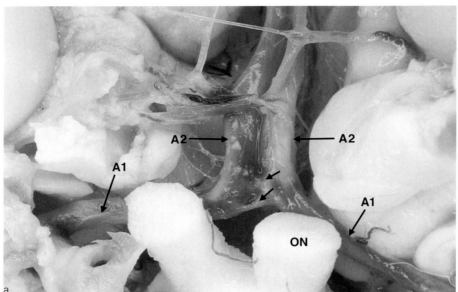

图 7.3 （a）箭头所指为双干前交通
动脉,A1 及 A2 对称存在。
A1　　大脑前动脉 A1 段
A2　　大脑前动脉 A2 段
ON　　视神经

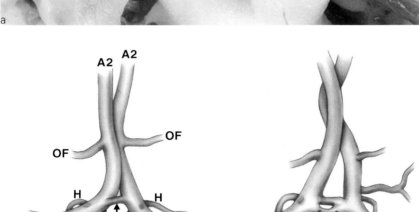

图 7.3（续）（b–e）前交通动脉的各种结
构。图中未显示所有穿支动脉。
A1　　　大脑前动脉 A1 段
A2　　　大脑前动脉 A2 段
ACOM　前交通动脉
BROCS　视交叉分支
BRH　　额叶分支
H　　　 Heubner 动脉
OF　　　眶额动脉
PP　　　穿支血管

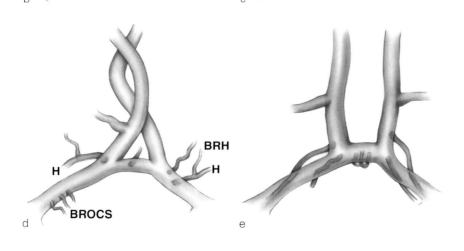

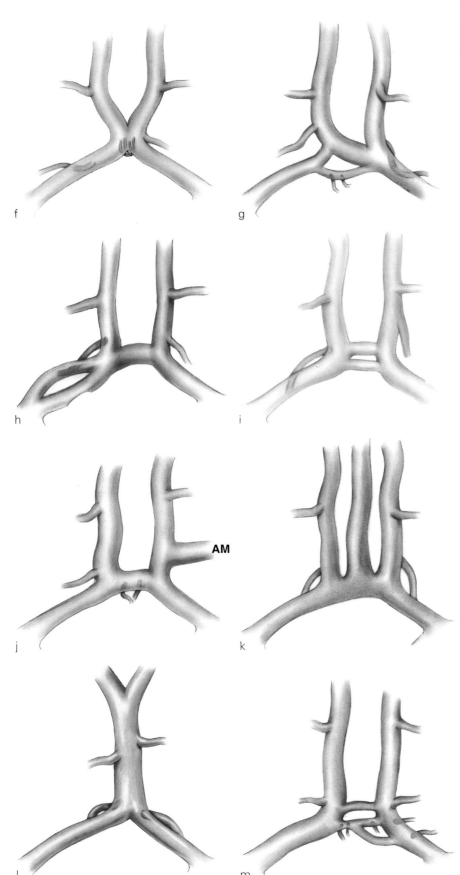

图 7.3（续）（f–m）前交通动脉区域的各种变异结构。
AM 副大脑中动脉（图 7.3j）

图 **7.3**(续)（ n–v ）前交通动脉区域的各种变异结构。

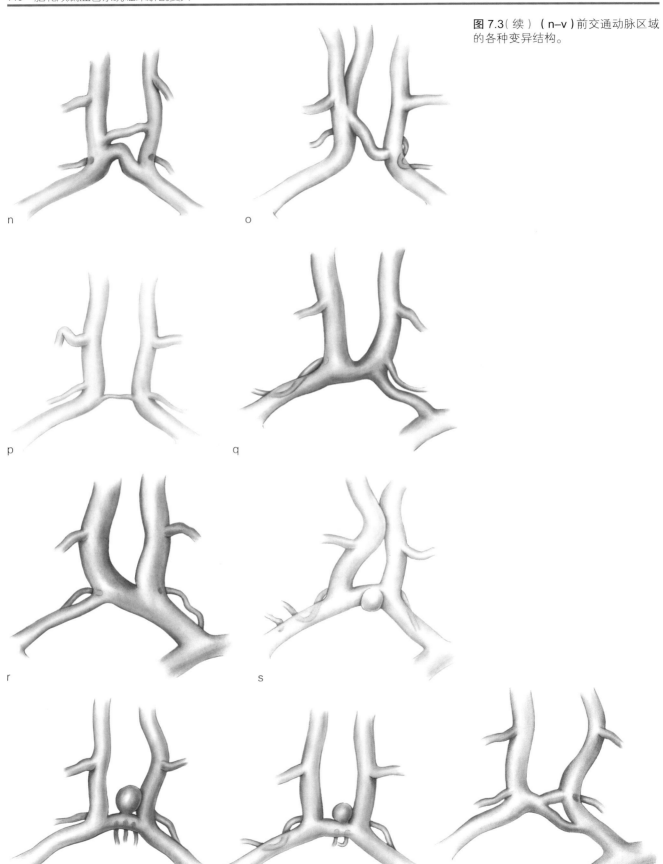

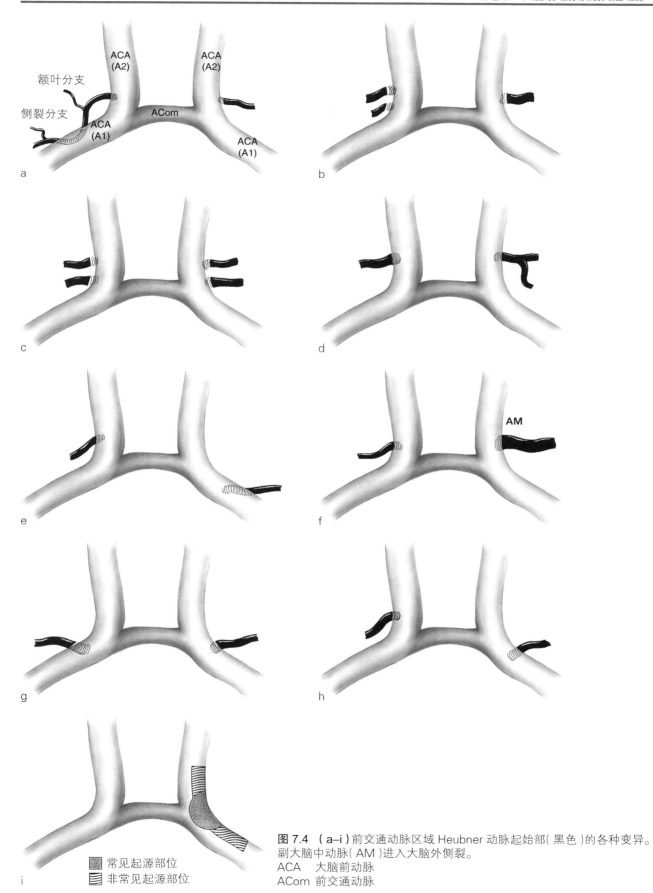

图 7.4 （a-i）前交通动脉区域 Heubner 动脉起始部（黑色）的各种变异。
副大脑中动脉（AM）进入大脑外侧裂。
ACA 大脑前动脉
ACom 前交通动脉

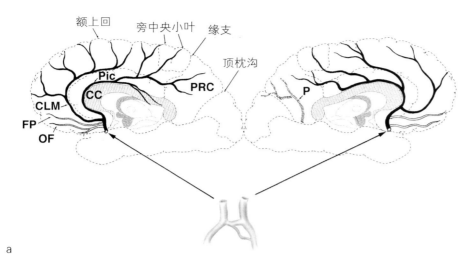

额上回　旁中央小叶　缘支
顶枕沟
Pic
CC
CLM
FP
OF
PRC
P

a

图 7.5 （a–c）大脑前动脉分支结构。大脑半球内侧面观同时显示,前交通动脉。

（j）图示前交通动脉缺失。（a, b）显示胼周动脉末端逐渐变细。（c）显示眶额动脉及额极动脉的变异。（e）少见的胼缘动脉间的桥动脉。（e, f）大脑后动脉与胼周动脉间的侧支循环。（e）同时显示左侧胼周动脉的缺失。（g–n）胼周动脉间桥动脉结构。（a–n）胼周动脉及胼缘动脉到达额上回、旁中央小叶及楔前叶的各种变异。

CC　　胼胝体
CLM　胼缘动脉
FP　　额极动脉
OF　　眶额动脉
P　　　大脑后动脉
Pic　　胼周动脉
PRC　楔前叶

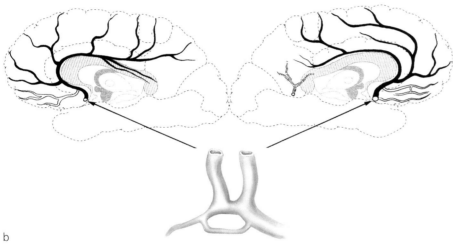

b

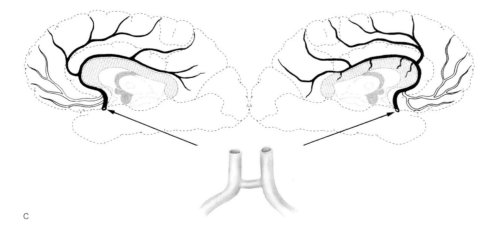

c

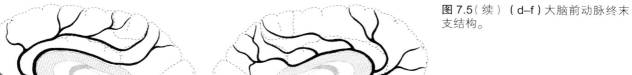

图 7.5（续）（d-f）大脑前动脉终末支结构。

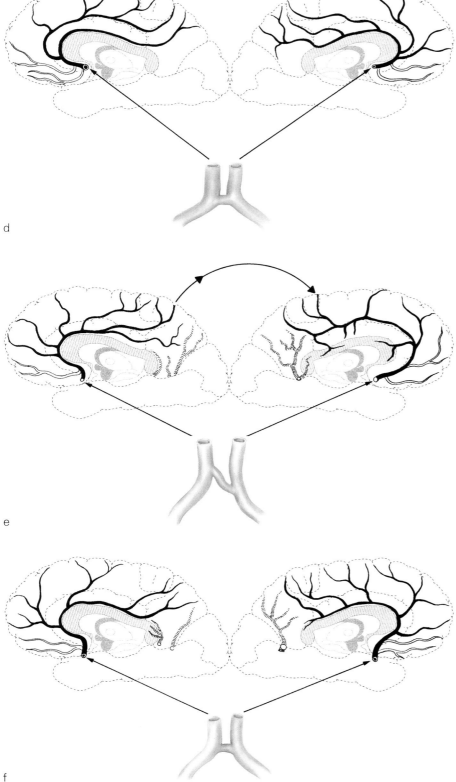

d

e

f

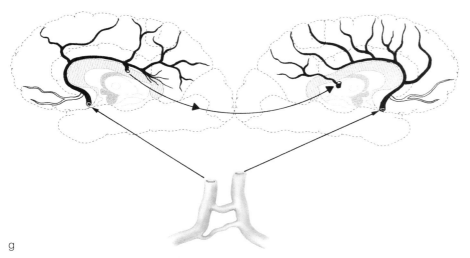

图 7.5（续）（g-i）大脑前动脉末端结构。

g

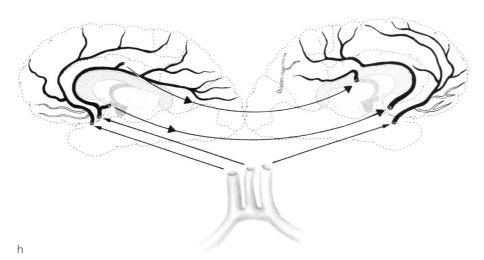

h

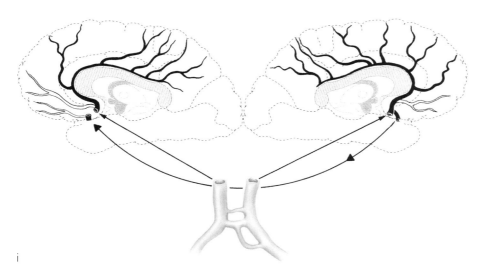

i

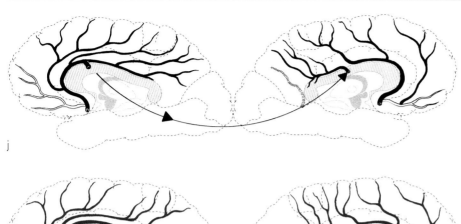

图 7.5（续）（j–l）大脑前动脉末端结构。

j

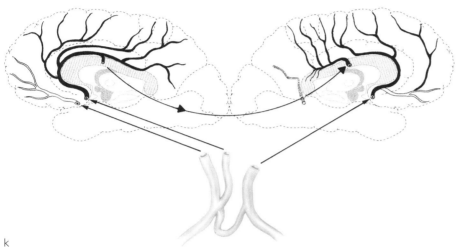

k

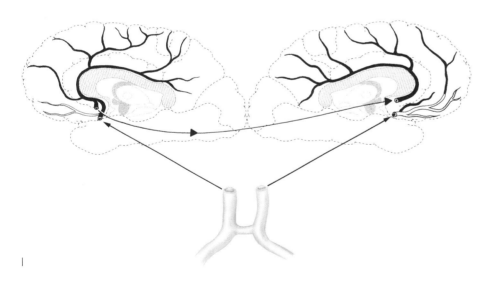

l

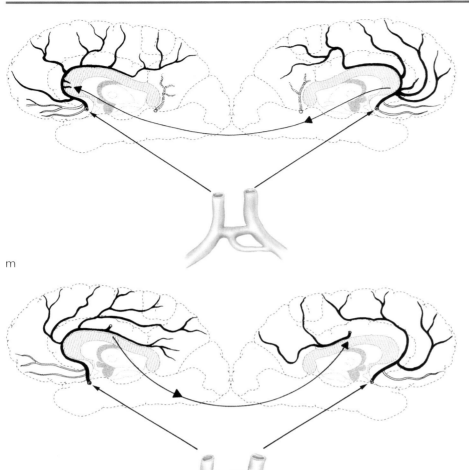

图 7.5(续)(m，n)大脑前动脉末端结构。

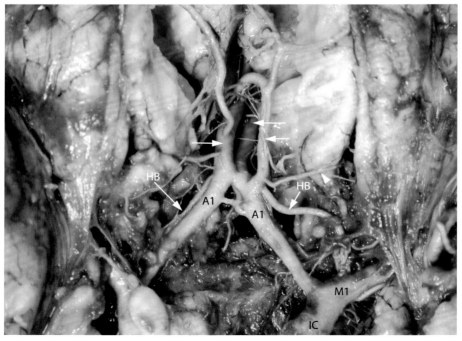

图 7.6 Willis 环的腹侧观。从前交通动脉分出三支 A2（上面 3 个箭头）。

HB	Heubner 动脉
A1	大脑前动脉 A1 段
M1	大脑中动脉 A2 段
IC	颈内动脉
△	眶额动脉

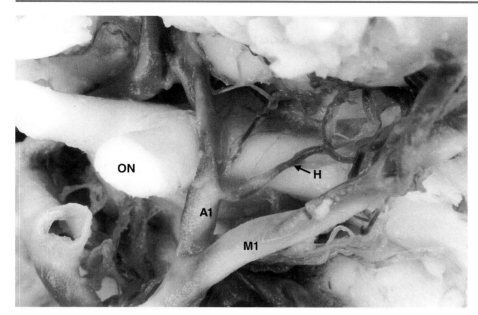

图 7.7 Heubner 动脉起自 A1 段中部。
A1　大脑前动脉 A1 段
H　Heubner 动脉
M1　大脑中动脉 M1 段
ON　视神经

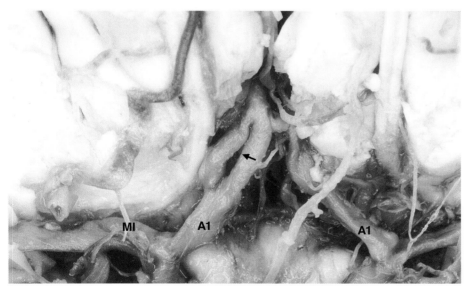

图 7.8　视交叉上方前面观。箭头所指为右侧 A1 成窗畸形。
A1　大脑前动脉 A1 段
M1　大脑中动脉 M1 段

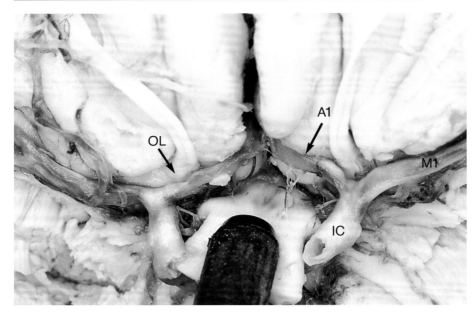

图 7.9　视交叉上区前面观,相对嗅三角的颈动脉分叉部,显露大脑前动脉 A1 段的走行,前交通动脉部分隐藏于直回后。
A1　大脑前动脉 A1 段
IC　颈内动脉 M1 段
M1　大脑中动脉
OL　嗅三角

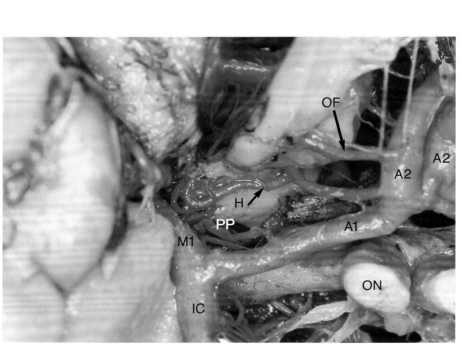

图 7.10　A1 和 A2 的结合部,以及 A1 从颈内动脉 [IC] 发出部位。 可看到 Heubner 动脉 [H] 走行于 A1 的后上方,向内侧终止于豆纹动脉。
A1　大脑前动脉 A1 段
A2　大脑前动脉 A2 段
M1　大脑中动脉 M1 段
OF　眶额分支
ON　视神经
PP　穿支动脉

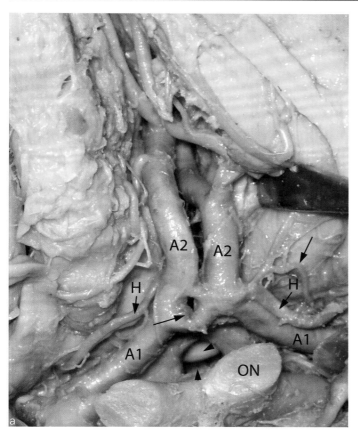

图 7.11 （a）大脑前动脉及前交通动脉复合体前面观。左侧 Heubner 动脉（H）起自 A2 段，较粗的右侧直接起自 A1 与 A2 的汇合部，且发出分支（右侧箭头）到额叶，前交通动脉（左侧箭头）有两支成窗（如图 7.3i 和图 7.3n）. 视神经（ON），从打开的终板（下方三角箭头）可看到前联合（上方三角箭头）。

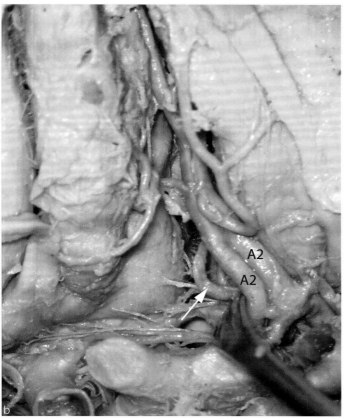

图 7.11 （b）和图 7.11a 是同样的标本。牵开前交通动脉复合体可见到较大的穿支血管（箭头）起自前交通动脉，并向后走行进入隔区前部。

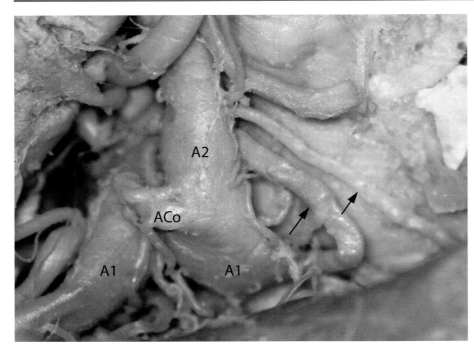

图 7.12　前交通动脉复合体前面观。两根 Heubner 动脉（两箭头所指）起自 A2。
A1　　大脑前动脉 A1 段
ACo　前交通动脉

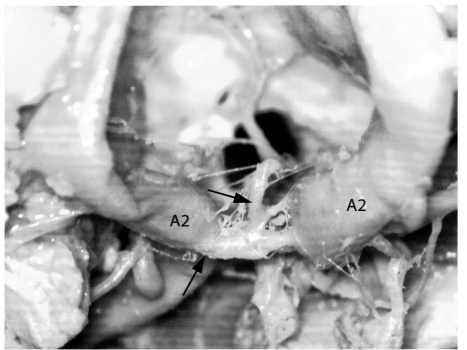

图 7.13　胼胝体前动脉（上方箭头）起自前交通动脉（下方箭头）后面。
A2　　大脑前动脉 A2 段

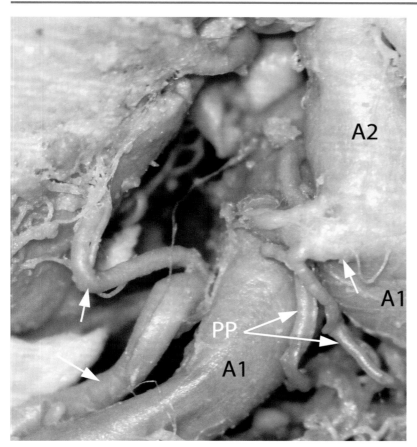

图 7.14 Heubner 动脉（左下箭头）发出分支到额叶（左上箭头）。
A1　　大脑前动脉 A1 段
A2　　大脑前动脉 A2 段
PP　　穿支动脉

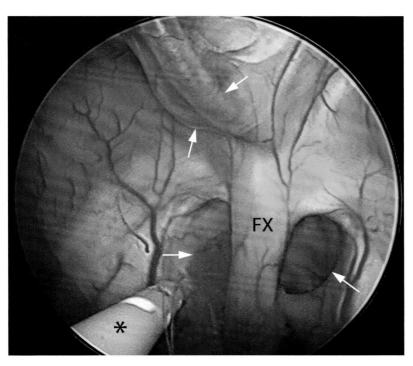

图 7.15 内镜观察右侧侧脑室,透明隔缺如,两支 A2（上方箭头）通过侧脑室进入胼胝体。这种情况较少见。
FX　　　　穹隆
右下箭头　右侧室间孔
左下箭头　左侧室间孔
*　　　　　脑室管

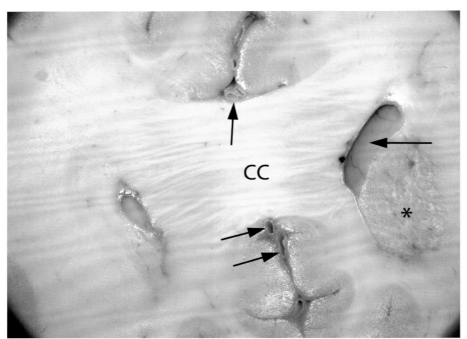

图 7.16 通过胼胝体（CC）的冠状
切面。
上方箭头 胼胝体上方的两支胼周
动脉
下方箭头 胼胝体下方的胼周动脉
* 尾状核头
右侧箭头 侧脑室额角

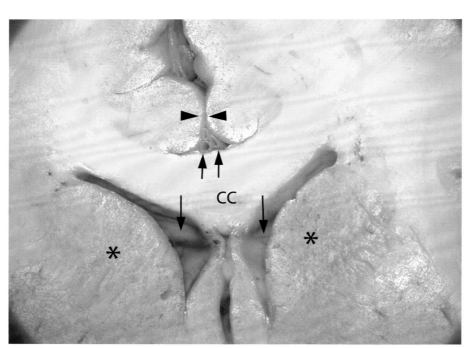

图 7.17 图 7.16 后方 2cm 处冠状
切面两侧扣带回相对应（相对的三角
箭头），覆盖双侧胼周动脉（上箭
头）。胼周动脉位于胼胝体（CC）
上方。
* 尾状核
下箭头 侧脑室

7.7　临床病例

7.7.1　病例 1

中年女性,因头痛、反应迟钝就医。CT 检查显示为弥散的蛛网膜下隙出血,额叶有局灶性的脑梗死以及左侧脑内血肿。立即行右侧侧脑室引流,然后进行脑血管造影检查,显示前交通动脉处有一大的不规则形态动脉瘤,并由左侧大脑前动脉供血,对动脉瘤行栓塞治疗。随后几天,由于颅内压增高以及脑内血肿,又进行了开颅手术,左眉弓处开小孔,内镜辅助超声吸引器清除血块后抽出。患者在医院治疗了一段时间,6 个月后,可以在家独立生活。

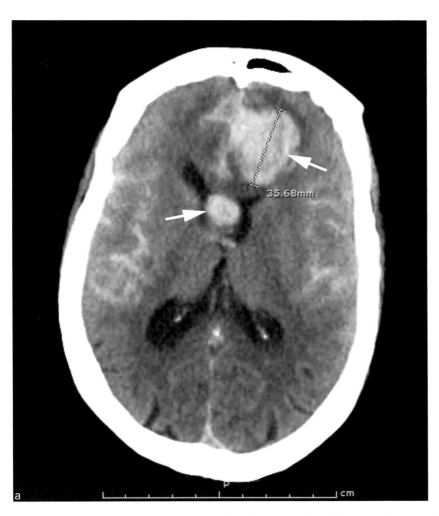

图 7.18　(a)头颅 CT 平扫显示前交通动脉瘤破裂出血,并在左额叶形成血肿(上箭头),侧脑室也有积血(下箭头)。

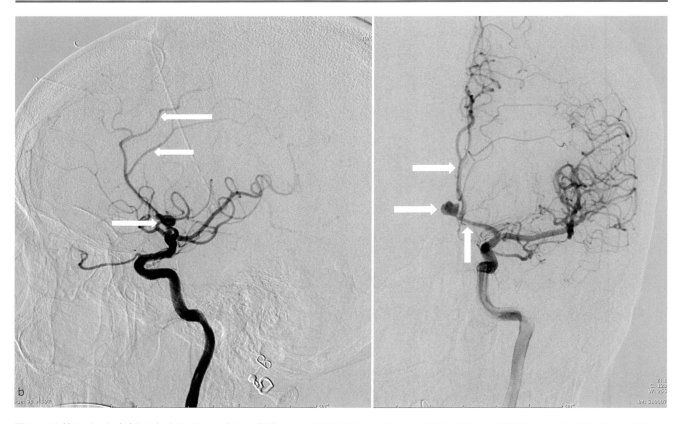

图 7.18（续）（b）左侧颈内动脉造影。左图（侧位）显示胼缘动脉（上箭头），胼周动脉（中间箭头），以及动脉瘤（下箭头）。右图（正位）显示左侧大脑前动脉 A2 段（上箭头），左侧大脑前动脉 A1 段（下箭头），以及前交通动脉瘤（中间箭头）。

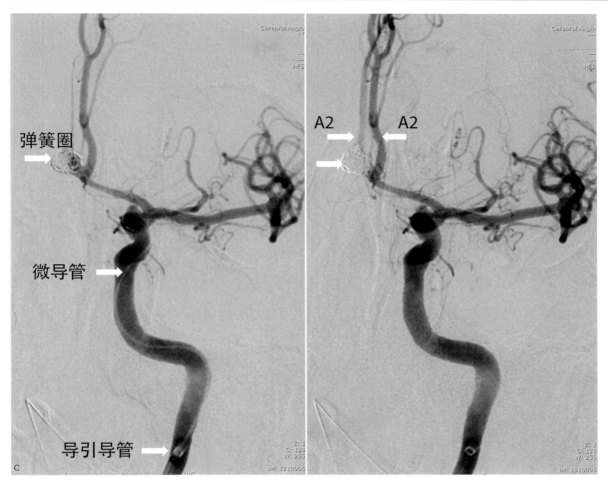

弹簧圈

微导管

导引导管

A2   A2

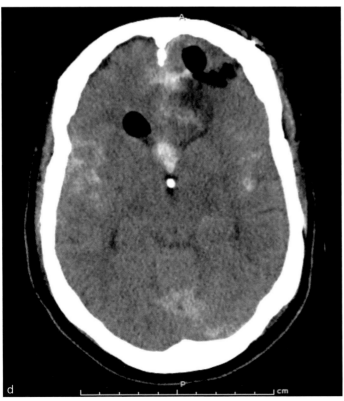

图 7.18（续）（c）弹簧圈栓塞动脉瘤。左图显示弹簧圈栓塞过程，右图显示栓塞完成。双侧 A2 显影良好。（d）左额脑内血肿抽吸术后一天 CT 平扫。

7.7.2 病例 2

中年女性,慢性头痛突然加重就诊,伴有早期认知减退, CT 显示动静脉畸形。脑血管造影显示少见的 Galen 畸形,系胼周动脉直接瘘入同侧大脑大静脉,并且有围绕胼胝体压部的大脑后动脉小分支参

与供血,使得静脉系统扩张。全麻下控制血压,用球囊阻断胼周动脉血流,然后用弹簧圈及胶将静脉畸形栓塞,一些细小的大脑后动脉分支血管仍缓慢向栓塞的静脉内供血,控制性低血压 48 小时。术后 7 天和 6 个月后复查 DSA,显示瘘口完全闭塞。患者恢复独立生活。

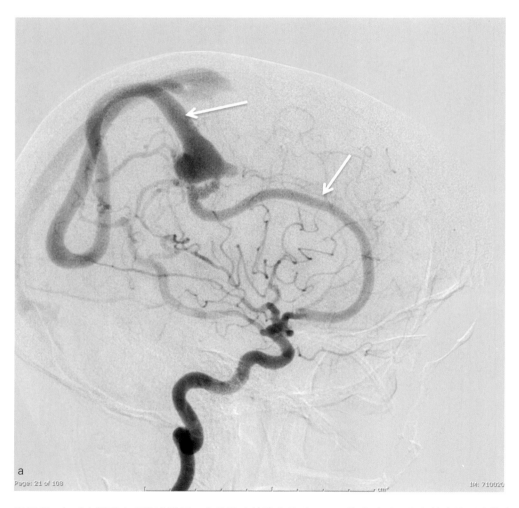

图 7.19 (a)右侧颈内动脉造影显示高流量动静脉瘘导致 Galen 静脉畸形。上方箭头为引流静脉,下方箭头为胼周动脉。

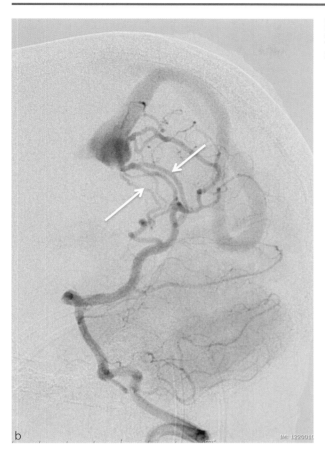

图 7.19（续）（b）左椎动脉造影。左侧箭头为左侧脉络膜后内侧动脉，右侧箭头为左侧脉络膜后动脉。（c）右侧大脑前动脉（左箭头）和右侧大脑后动脉（右侧箭头）向瘘口供血。

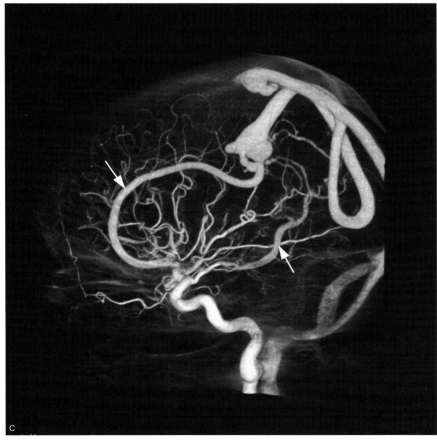

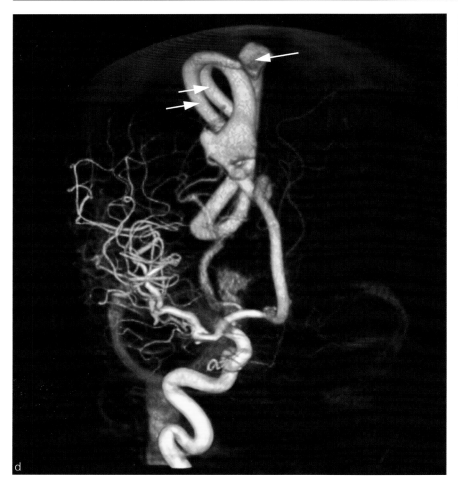

图 7.19（续）（d）瘘口后迂曲的皮层静脉（左箭头）引流入上矢状窦（右箭头）。（e）右侧颈内动脉造影。左图显示带 Scepter C 球囊的导管（箭头）（球囊 4mm×10mm，Microvention，Inc.，Tustin，CA），右图可见 Scepter C 球囊（下箭头）以及瘘内弹簧圈（上箭头）。

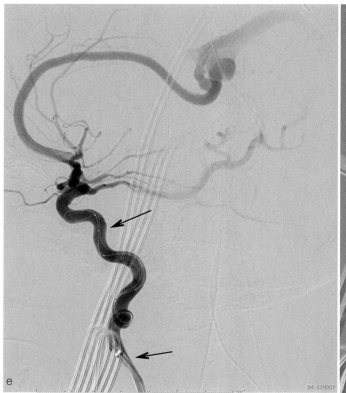
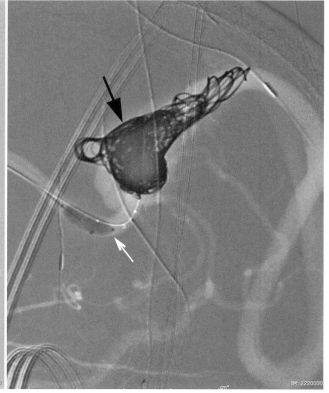

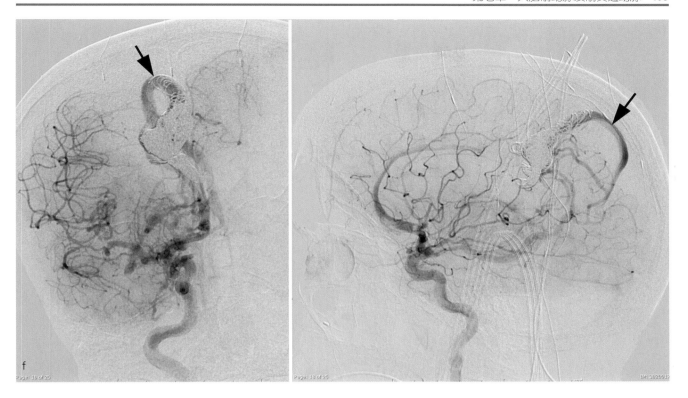

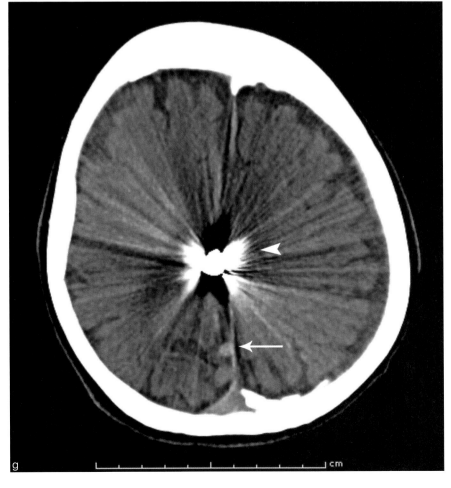

图 7.19（续）（f）右侧颈内动脉造影。大脑前动脉被阻断，但瘘口仍然开放，引流静脉内缓慢显影并有造影剂滞留（箭头）。（g）三角箭头显示弹簧圈金属伪影，未见出血迹象。箭头所指为引流静脉。

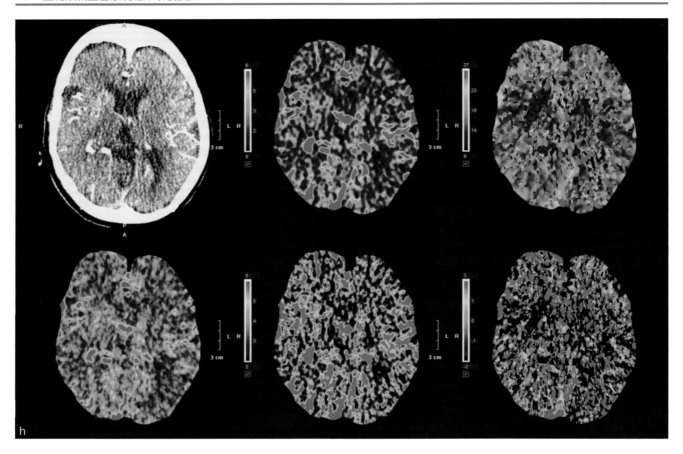

图 7.19(续)（ h ）灌注 CT 未见脑灌注增加。

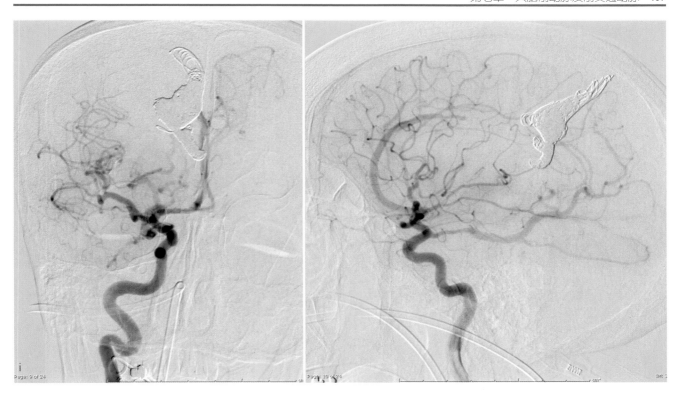

图 7.19（续）（ⅰ）造影延迟相显示瘘口消失。

7.7.3　病例 3

中年女性，因慢性头痛，检查时偶然发现颅内复杂动脉瘤就诊。血管造影发现右侧 A1 发育不全，左侧 A1 向双侧 A2 供血，同时发现前交通动脉瘤起自左侧 A1 和 A2 结合部。最初计划支架跨过动脉瘤，从右侧 A2 到左侧 A1 释放，但注意到向右侧 A2 供血的前交通动脉较细小，并且动脉瘤在 A2–A1 结合部分布不对称，另外左侧垂体动脉还有一小的动脉瘤。给予双抗药物后，进行介入治疗，一根微导管放置在左侧 A2 远端，在左侧 A1 和 A2 内、跨过前交通动脉瘤颈放置了一枚编织支架，将另一根微导管进入动脉瘤腔内，行弹簧圈栓塞。6 个月后复查，动脉瘤栓塞完全。患者无任何后遗症。

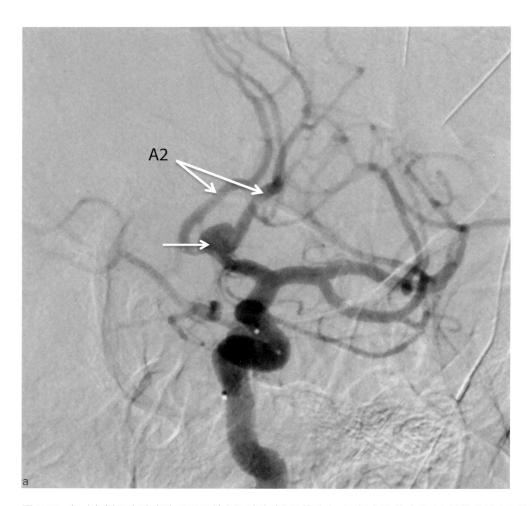

图 7.20　（a）左侧颈内动脉造影显示前交通动脉瘤（下箭头）。两侧大脑前动脉 A2 段均显影（上箭头）。

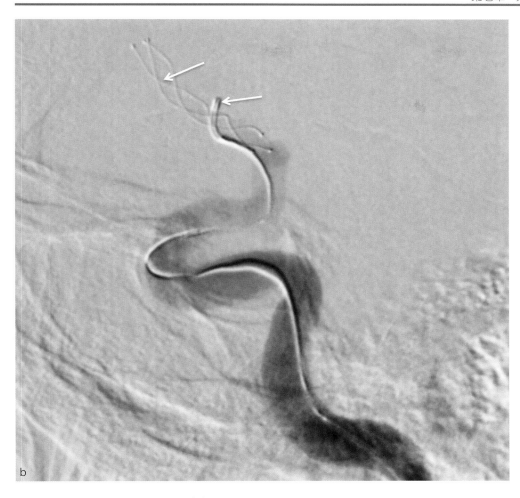

图 7.20　（b）栓塞动脉瘤微导管（右箭头）。

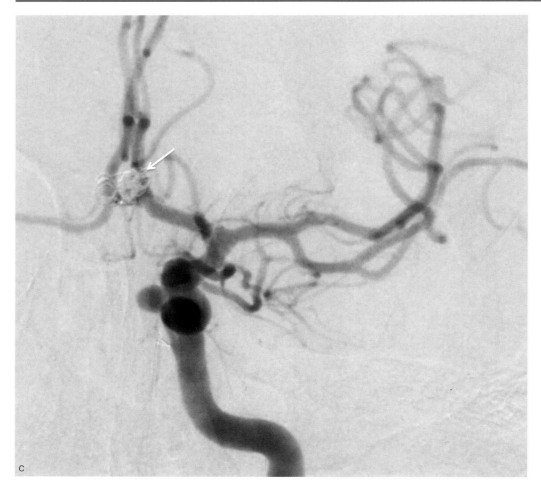

图 7.20 （c）弹簧圈填入动脉瘤内（箭头）。

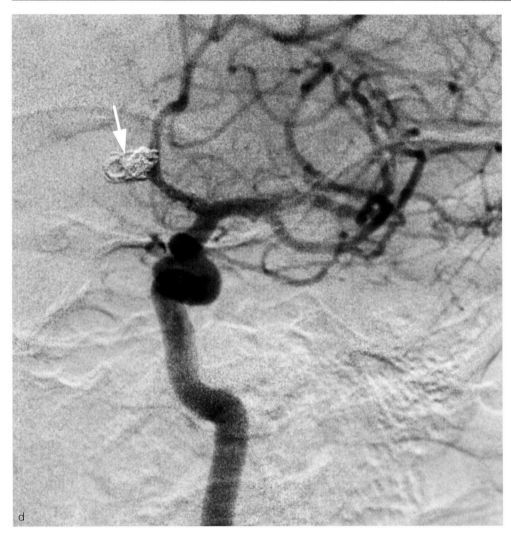

图 7.20　（ d ）动脉瘤完全填塞(箭头)。

临床荟萃

- A2 通常分开。A1 可以隐藏在视神经或视交叉后方，它很少直接起源于颈内动脉床突段，视神经后方很少见前交通动脉，A1 常有成窗畸形。

- 除非动脉瘤指向前下并且前交通动脉位置较低，在开颅夹闭前交通动脉瘤时，为了更好地显露 A2 段，以及双侧 A1、A2 和前交通动脉形成的"H"结构，有必要切除部分直回。

  血管内治疗 A1 段病变时，理论上，微导管头端应当置于颈内动脉床突段，到达或接近于眼动脉起始部的位置，这样微导丝会更容易进入大脑前动脉，如果微导管头端在床突段以下，则微导丝更易进入大脑中动脉 M1 段。

Heubner 动脉

- Heubner 动脉供应基底节内侧核团，包括大部分尾状核头部。

- 在夹闭前交通动脉瘤时，过度骚扰 Heubner 动脉或者其术后痉挛可导致尾状核头部梗死，出现轻度嗜睡和轻度偏瘫症状，几天后常可恢复，CT 上可发现明显梗死灶。

前交通动脉和视交叉

  前交通动脉经常成窗，常导致误判血管造影图像。为了明辨，同时进行双侧颈内动脉造影，或者压迫对侧颈内动脉后造影尤为必要。

  破裂动脉瘤中，前交通动脉瘤最为多见，并且较小的动脉瘤也容易破裂。这或许与此处解剖结构多变，成窗多发，导致血流对血管壁的剪切力增加有关。

  开颅夹闭前下指向的动脉瘤相对安全，对于后上指向的动脉瘤，为了更充分的显露"H"结构，容易影响起自瘤颈处的下丘脑穿支血管，手术风险增加。

  微导管在 A_1 段的通过性和稳定性，与 A_1 段发自颈内动脉时所形成的角度有关。前交通成窗增加了支架释放难度，尤其在计划从一侧 A1 通过前交通动脉进入对侧 A2 时。

A2 段

- A2 段动脉瘤通常近似于纺锤形，紧邻较硬的大脑镰，其成因可能与大脑镰的剪切有关。最好采用血管内治疗 A_2 段动脉瘤，当瘤体呈囊状时，经纵裂入路手术，较翼点入路能获得更好的视野。

胼周动脉

- 胼周动脉直接起自 A2 段，之所以称为胼周，是因为其走行于胼胝体上缘。其向后走行，在胼胝体压部与大脑后动脉的胼胝体压部动脉形成微循环吻合，其终末支也到达楔前叶。当然，其分支与胼缘动脉吻合的情况也较多见。有时，胼周动脉是大脑半球内侧面的主要血管，发出辐射状分支供应大脑半球内侧脑回。有时，在两侧胼周动脉间会有桥动脉存在。

- 在治疗巨大前交通动脉或 A2 动脉瘤时，两支胼周动脉在胼胝体上部互相接近，为两侧 A3 之间搭桥提供了理想的条件。

  在夹闭胼周动脉瘤时，采用无框架立体定向导航装置，对于优化入路角度、减少损伤以及术中精确定位动脉瘤非常有利，尤其在大脑镰发育不全，而动脉瘤隐藏于相互交错的扣带回下时。

  通常，在烟雾病患者中，胼胝体压部动脉吻合对于预防大脑前循环缺血极为重要。

第八章　基底动脉分叉和大脑后动脉

8.1　大脑后动脉的走行和分段

　　大脑后动脉在脑桥上部腹侧面起源于基底动脉末端的分叉部。基底动脉的分叉呈锐角,这样每支大脑后动脉的第一部分,在围绕大脑脚转向外侧之前,向上延伸几毫米。大脑后动脉的起始部和后交通动脉相连。在基底动脉分叉部和后交通动脉之间的大脑后动脉部分称为 P1。来自 P1 段的穿支进入脚间窝,并位于四叠体动脉周围。后交通动脉和 P1 段连接点往往在动眼神经内侧,但有时在动眼神经起源处的外侧。

　　每根大脑后动脉向外走行,然后围绕大脑脚转向上方。大脑后动脉段与后交通动脉连接外以远为 P2。P2 段的近端发出脉络膜后内侧动脉。P2 段有供应大脑脚的小穿通支。P2 发出大的分支到达颞叶前中部,以及颞叶钩回。四叠体动脉和脉络膜后内侧动脉,形成长的血管环在 P2 段的内侧,这三根动脉都围绕大脑脚走行。四叠体动脉和脉络膜后内侧动脉被一层蛛网膜覆盖,它们向后走行时,可与大脑脚紧密粘连。它们围绕脑桥走行过程被 P2 段遮挡。P2 经常深埋在脉络膜裂内,当它围绕中脑走行时,可能覆盖一层牢固的蛛网膜。当 P2 到达四叠体池底部的外侧和内侧膝状体的对面时,它发出一系列穿通支,称为丘脑膝状体穿支,进入位于外侧和内侧膝状体之间的中脑实质。在四叠体池,P2 可缠绕成圈,并向对侧延伸向下至胼胝体压部,埋在距状裂前。P2 在距状裂内通常有重要分叉,发出顶枕动脉(P3)段。分叉的一支成为 P3,向后走行进入顶枕沟,在楔叶和楔前叶之间上升。P3 另重要分支是颞枕分支,其发出距状动脉,可以是两支或三支。另一个主要分支是枕或颞后分支,有时为舌回动脉。有时,P2 的颞前、颞中分支称为海马旁动脉,其在造影中可出现"耙征"。P2 进入四叠体池的起点,是 P2 到 P3 分界。

　　正当 P2 进入距状沟前方时,它发出胼胝体压部动脉,其向上走行到达胼胝体压部,再向前走行,与胼周动脉的终末支吻合。

　　脉络膜后外侧动脉可分多支,源自 P2 段或 P3 段的分支供应侧脑室三角区的脉络丛。

8.2　丘脑后穿支

　　源自基底动脉分叉,以及 P1 的 P2 段的穿通支称为丘脑后穿动脉(PTPs)。丘脑后穿动脉进入乳头体后方的脚间窝,供应动眼神经根部、后丘脑、室旁和丘脑正中核、黑质、红核、中脑中线结构和第四脑室的底部。来自丘脑后穿动脉的小分支可向前延伸,供应乳头体和双侧大脑脚的内表面。

　　大约 15% 的人,会出现一侧 P1 段发育不全。大的穿通支(0.5 - 1 毫米)可以源自发育不全的节段,少数情况下,更小的穿通支可以源自对侧较大的 P1。

　　穿通支可以直接来自基底动脉,位于分叉部近端。有时,丘脑后穿动脉可能源自后交通动脉和 P1段连接处的一支常见血管,这支血管有别于来自后交通动脉自身的丘脑前穿动脉。但值得注意的是,丘脑后穿动脉来自 P1,在脚间窝向内上走行。然而,来自后交通动脉的丘脑前穿动脉向外上走行。有时,小脑上动脉能发出近端穿支,其向上和前内走行进入脚间窝。

8.3　四叠体动脉

四叠体动脉（QA）最常见来自 P1 段,通常在基底动脉分叉部后 2 到 3 毫米发出。它经常发出一个小的穿通支,进入脚间窝,其供应并穿过动眼神经根部。 四叠体动脉通常从动眼神经上方和 P1 内侧通过,但有时从动眼神经下方通过。当它围绕大脑脚延伸时,与脉络膜后内侧动脉近端平行。有时,四叠体动脉在后交通动脉后立即从 P2 段发出,但极少缺如。它的起源和分布明显区别于脉络膜后内侧动脉,因为四叠体动脉可能成双。四叠体动脉进入四叠体池,其终末分支延伸至上丘表面和下丘的上部。它也可发出小分支到小脑上部。

8.4　脉络膜后内侧动脉

脉络膜后内侧动脉（PMC）通常来自 P2 段近端,但极少数情况下可能源自 P1 段远端。当脉络膜后内侧动脉起源于 P1 和 P2 时,可能成双。偶尔,起源于 P2 主要分叉部远端,或距状裂内的 P3 分支。通常, PMC 越过大脑脚的前外侧,被大脑后动脉的 P2 段掩盖,延伸进入环池上的四叠体池,并进入松果体上方的第三脑室。PMC 进入第三脑室顶,供应第三脑室脉络丛,分支穿透脉络裂,供应侧脑室体部和前角的脉络丛。PMC 也常供应间脑的深层结构。当 PMC 来源于 P3 时,它从距状裂前部向前延伸,进入松果体上方的第三脑室。

8.5　丘脑膝状体穿通支

丘脑膝状体穿通支（TGPs）是起源于 P2 远段供应部分间脑的微小血管。丘脑膝状体穿通支常出现 2 到 12 支。它们经常作为单独的血管出现,然后分支形成多支小血管,来供应间脑的深层结构。有时,丘脑膝状体穿通支可以起源于位于四叠体池内的 P2 段。这些穿通动脉通常于内侧和外侧膝状体之间进

入大脑,但可以直接穿透内侧膝状体、丘脑枕或外侧膝状体。

8.6　脉络膜后外侧动脉

脉络膜后外侧动脉（PLC）有两个不同的起源和分布。通常有两到四支小的脉络膜后外侧动脉直接起源于大脑脚和环池的 P2 段,直接走向颞角和三角区的脉络丛,穿过脉络裂,和脉络膜前动脉吻合。脉络膜后外侧动脉的第二个确切结构,由一支或两支通常起源于 P2 远端或 P3 近端的动脉组成,跨过穹隆下面丘脑枕的后外侧缘,发出分支到这两个结构。通常,越远的脉络膜后外侧动脉粗于越近的脉络膜后外侧动脉。然而,一般情况下,如果脉络膜前动脉粗,则脉络膜后外侧动脉细。

8.7　顶枕动脉

在距状沟内,顶枕动脉（PO）是 P2 分叉部的主要组成。顶枕动脉埋藏在距状沟,向后走行,然后进入顶枕沟向上走行。顶枕动脉可以发出距状动脉,以及脉络膜后外侧动脉和胼胝体压部动脉。顶枕动脉在顶枕沟内向上走行时常常分为两个独立的分支。

8.8　距状动脉

在距状沟深处,距状动脉（CA）是 P2 分叉处的另一个主要分支分。它的起源变化大。有时,距状动脉可以作为一个单独的动脉从 P2 起源,向上经过环池进入四叠体池深部,到距状沟和距状皮层。距状动脉从 P2 分叉末端起源,向距状皮层延伸过程中,可能是弯曲的,并发出到颞枕区域、楔叶和舌回的分支。应该注意的是,距状动脉可以走行在距状沟深处或走行于距状皮层内侧缘上方。

8.9　颞叶分支

　　来自 P2 的颞叶分支（TBs）的模式可变。来自 P2 段的颞前分支供应海马旁回,有的更小分支可向前供应钩回。有时,颞前分支供应到颞角的脉络膜后外侧动脉。更远的颞中分支也可发出脉络膜后外侧动脉。距状动脉和顶枕动脉分支可以发出向外下方走行的颞后分支。

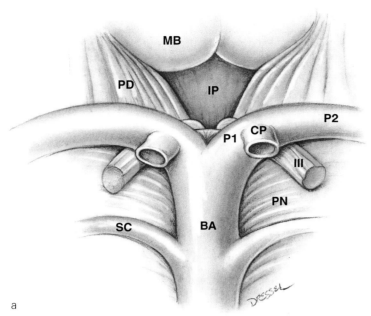

a

图 8.1 （a）位于脚间窝的基底动脉分叉部（基本结
构）。

图 8.1 （a）位于脚间窝的基底动脉分叉部（基本结
构）。

BA	基底动脉
CP	后交通动脉
IP	脚间窝
MB	乳头体
P1	大脑后动脉 P1 段
P2	大脑后动脉 P2 段
PD	大脑脚
PN	脑桥
SC	小脑上动脉
III	动眼神经

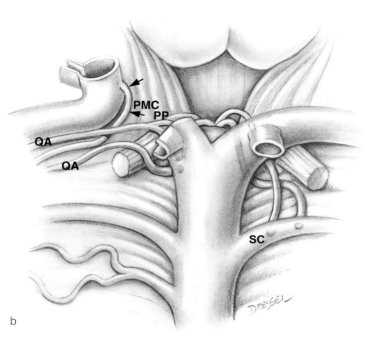

b

图 8.1 （b）有两支四叠体动脉,其中一支发出一支逆
行的穿通支进入脚间窝。左侧小脑上动脉（SC）在 P1
段后面发出穿通支进入脚间窝。

PMC	脉络膜后内侧动脉
PP	穿通支动脉
QA	四叠体动脉

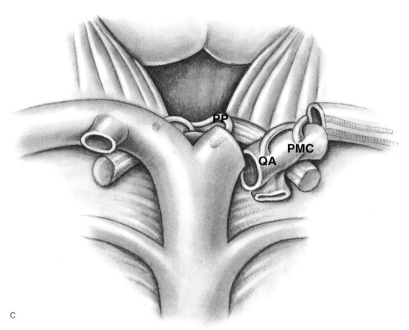

图 8.1 （c）注意四叠体动脉起始处和脉络膜后内侧动脉的相对位置。主要的穿通支来自 P1 段近端。

PMC　脉络膜后内侧动脉
PP　　穿通支动脉
QA　　四叠体动脉

c

图 8.1 （d）左侧的 P1 段直径小，但主要穿通支来源于这段。

PP　　穿通支动脉

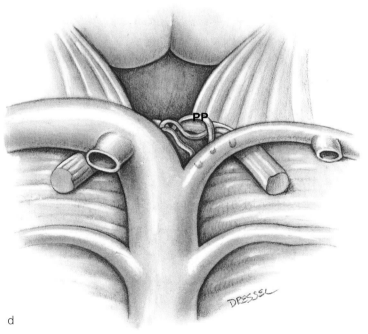

d

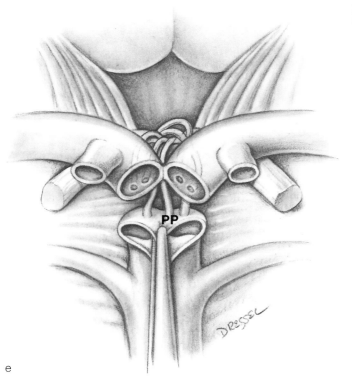

e

图 8.1 （e）主要的穿通支（PP）起源于基底动脉后壁，就在基底动脉分叉为双侧 P1 段处。

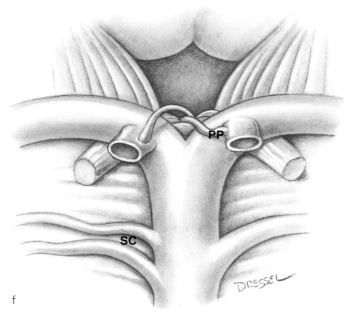

f

图 8.1 （f）少见的变异中，穿通支源自后交通动脉与 P1 段的连接处。注意右侧的双小脑上动脉(SC)。

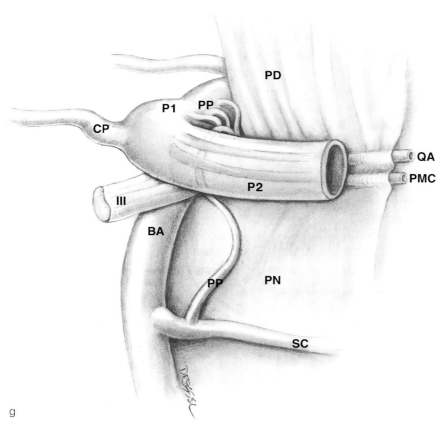

图 8.1 （g）脑桥和大脑脚的左侧面观。脉络膜后内侧动脉和四叠体动脉经常被一层蛛网膜鞘覆盖，并可以与大脑脚紧密粘连。他们围绕大脑脚的走行过程被 P2 段掩盖。

BA 　　基底动脉
CP 　　后交通动脉
P1 　　大脑后动脉 P1 段
P2 　　大脑后动脉 P2 段
PD 　　大脑脚
PMC 　脉络膜后内侧动脉
PN 　　脑桥
PP 　　穿通支动脉
QA 　　四叠体动脉
SC 　　小脑上动脉
III 　　动眼神经

g

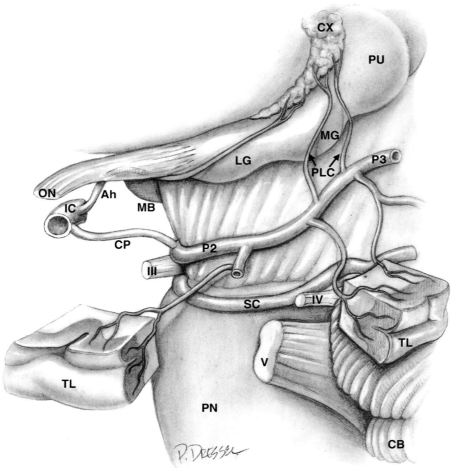

图 8.2　（a）观察 P2 段环绕大脑脚
进入四叠体池后方。切除左侧颞叶
的左侧面观。
Ah　　脉络膜前动脉
CB　　小脑
CP　　后交通动脉
CX　　脉络丛
IC　　颈内动脉
LG　　外侧膝状体
MB　　乳头体
MG　　内侧膝状体
ON　　视神经
P2　　大脑后动脉 P2 段
P3　　大脑后动脉 P3 段
PLC　脉络膜后外侧动脉
PN　　脑桥
PU　　丘脑枕
SC　　小脑上动脉
TL　　颞叶
Ⅲ　　动眼神经
Ⅳ　　滑车神经
Ⅴ　　三叉神经

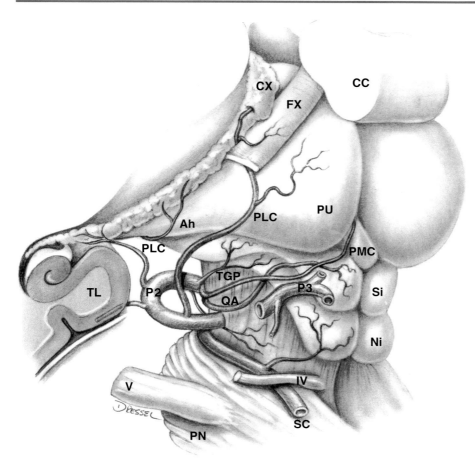

Ah　　脉络膜前动脉
CC　　胼胝体
CX　　脉络丛
FX　　穹窿
Ni　　下丘
P2　　大脑后动脉 P2 段
P3　　大脑后动脉 P3 段
PLC　脉络膜后外侧动脉
PMC　脉络膜后内侧动脉
PN　　脑桥
PU　　丘脑枕
QA　　四叠体动脉
SC　　小脑上动脉
Si　　上丘
TGP　丘脑膝状体穿支
TL　　颞叶
IV　　滑车神经
V　　　三叉神经

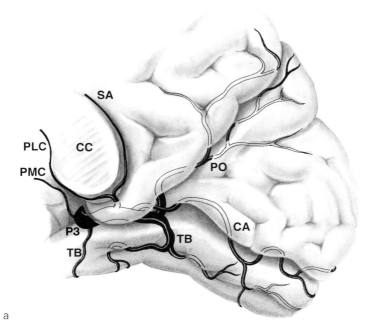

图 8.3 （a）右侧顶枕区的内面观。注意通过距状裂前方深面的大脑后动脉。
CA   距状动脉
CC   胼胝体
P3   大脑后动脉 P3 段
PO   顶枕动脉
PLC   脉络膜后外侧动脉
SA   胼胝体压部动脉
TB   颞动脉分支
PMC   脉络膜后内侧动脉

a

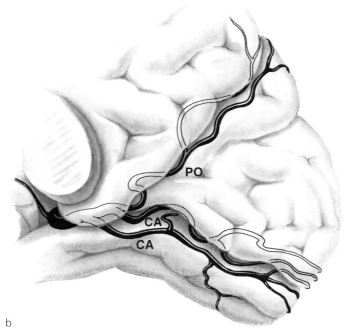

图 8.3 （b–d）距状动脉的其他变化。（b）距状动脉双重起源：一个分支走行在距状皮层上唇表面，另一支在距状皮层下唇表面，部分供应舌回的其他区域。
CA   距状动脉
PO   顶枕动脉

b

图 8.3 （c）粗大的距状动脉在距状裂深处发出上、下两个
分支。
CA 距状动脉

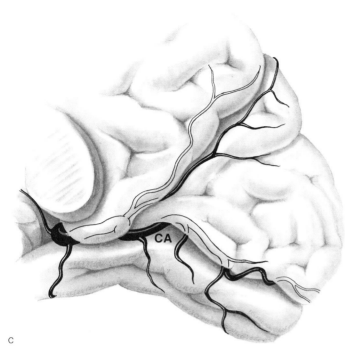

c

图 8.3 （d）在距状裂深处一个复杂的分叉参与距状动脉的
循环，一个单独的颞后支供应部分距状皮层下唇。
CA 距状动脉
TB 颞动脉分支

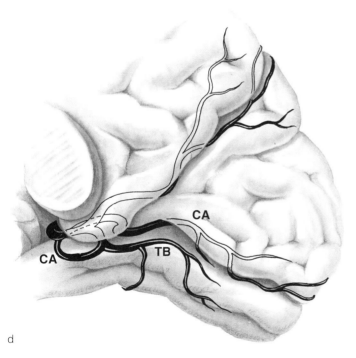

d

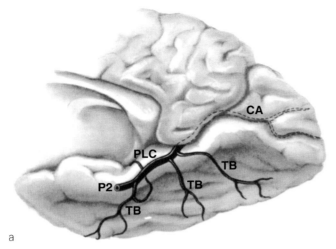

a

图8.4 分布到颞叶的 P2 段的变化。(a)右侧颞叶的内面观。显示来自颞前分支的一个逆行的脉络膜后外侧动脉。

CA 距状动脉
P2 大脑后动脉 P2 段
PLC 脉络膜后外侧动脉
TB 颞动脉分支

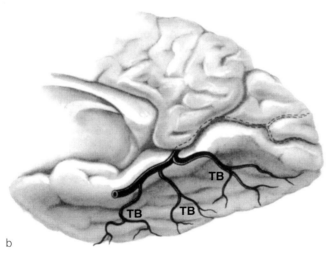

b

图8.4 (b)显示明确的颞前、颞中和颞后分支。
TB 颞动脉分支

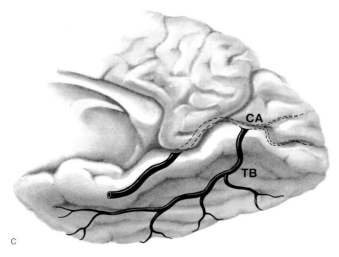

c

图8.4 (c)前、中、后颞动脉分支从远处距状动脉发出,由后向前走行。
CA 距状动脉
TB 颞动脉分支

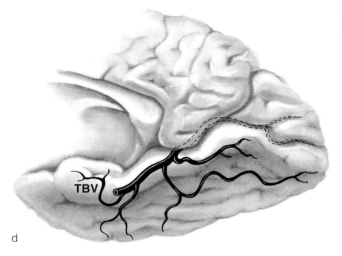

图8.4 （d）有一根单独的分支向前到达钩回。
TBV　颞动脉钩回分支

d

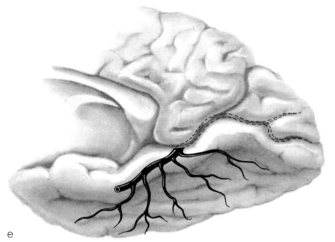

图8.4 （e）有五根颞叶分支。

e

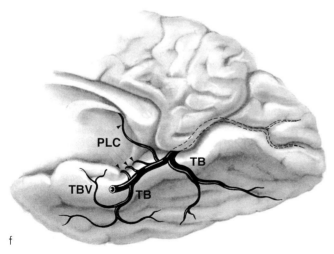

图8.4 （f）有一个颞中和颞前动脉分支和3个邻近的脉络膜后动脉组合（箭头），还有根更大,更远的脉络膜后外侧动脉。
PLC　脉络膜后外侧动脉
TB　颞动脉分支
TBV　颞动脉钩回分支

f

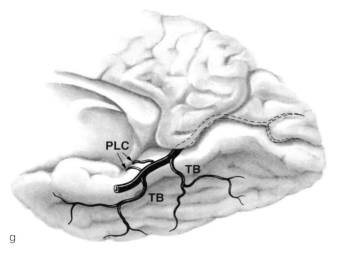

g

图 8.4 （g）一个颞前、中分支，两根脉络膜后外侧动脉。
TB　　颞动脉分支
PLC　　脉络膜后外侧动脉

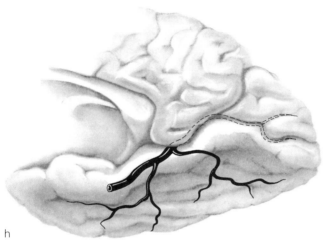

h

图 8.4 （h）无脉络膜后外侧动脉，有颞前和颞中分支。

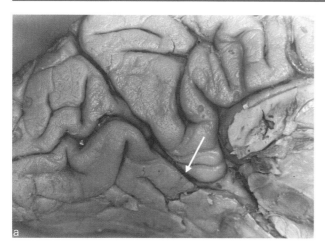

图 8.5 距状裂的变化和线状结构。裂的变化和结构表明裂内的动脉的大致走行。(a) 一个双峰,上升的距状裂 (箭头),峰的顶点向上走行达胼胝体水平上方。

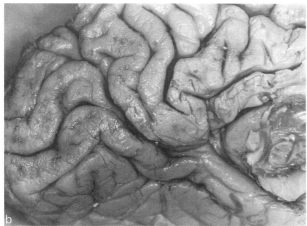

图 8.5 (b)距状裂向上的单峰,顶点达胼胝体水平上方。

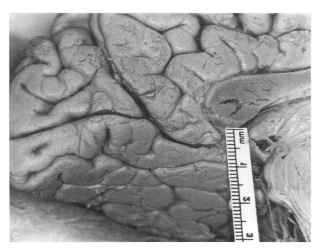

图 8.5 (c)水平平坦的距状裂。

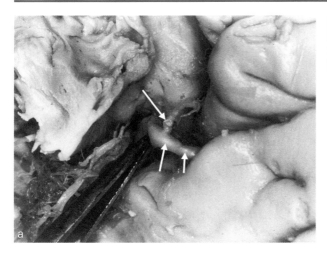

图 8.6　右侧大脑半球在距状裂起始处的内侧面观。图示胼胝体压部动脉源于大脑后动脉。(a)胼胝体压部动脉(单箭头)起源于大脑后动脉(双箭头),很快进入距状裂,然后向上走行跨过胼胝体。

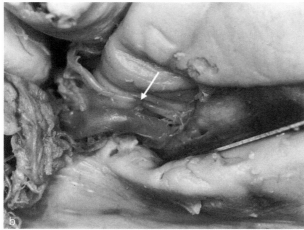

图 8.6　(b)胼胝体压部动脉(箭头)的起点位于大脑后动脉后方,深入距状裂起始部。

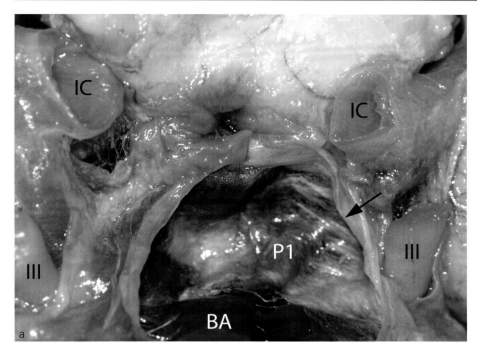

图 8.7 （a）打开 Liliequist 膜（箭头）暴露桥前池的底面观。有两层深膜覆盖大脑后动脉 P1 段。
IC　颈内动脉
BA　基底动脉
III　动眼神经

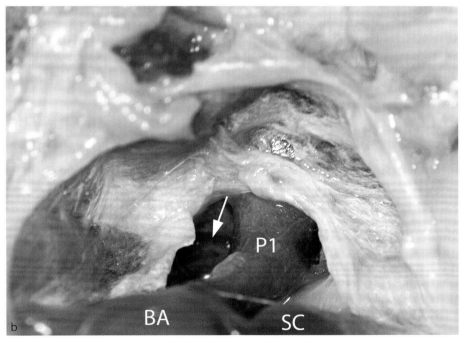

图 8.7 （b）同一标本（a）打开深层膜，显露 P1 和其深面的真正脚间池（箭头），与桥前池相通。
BA　基底动脉
SC　小脑上动脉

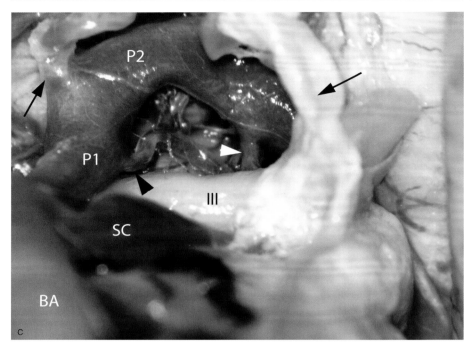

图 8.7 （c）同一标本（a，b）。四叠体动脉起源于大脑后动脉（P1）（左侧箭头△）；脉络膜后内侧动脉起源于大脑后动脉（P2）（右侧箭头△）。
BA　基底动脉
SC　小脑上动脉
III　动眼神经
左↑　后交通动脉
右↑　Liliequist 膜边缘

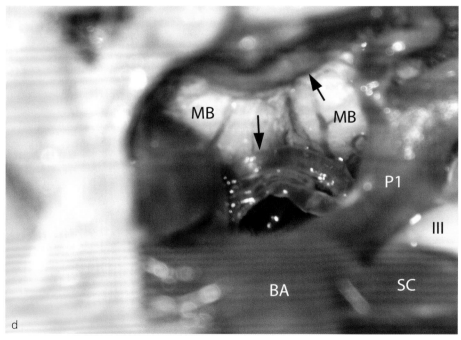

图 8.7 （d）同一标本（a–c）进一步打开深层膜跨过中线,显露含有穿通支（下↑）的脚间窝和乳头体上方,可见灰结节的边缘（上↑）。
P1　大脑后动脉 P1 段
SC　小脑上动脉
MB　乳头体
III　动眼神经
BA　基底动脉

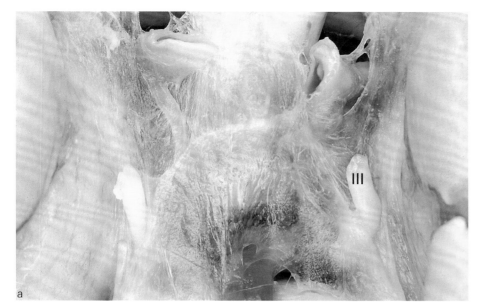

图 8.8 （a）另一个标本可观察到完整 Liliequist 膜（蛛网膜）的脚间窝。
III 动眼神经

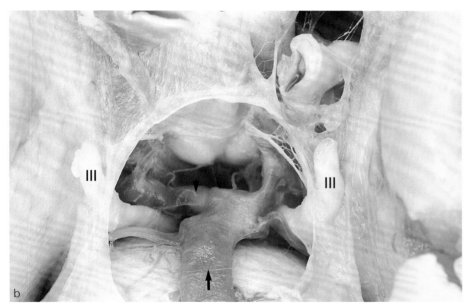

图 8.8 （b）打开 Liliequist 膜后，可见脑池。动眼神经从 Liliequist 膜边缘外侧穿出蛛网膜。
↑ 基底动脉
▼ 大脑后动脉 P1 段
III 动眼神经

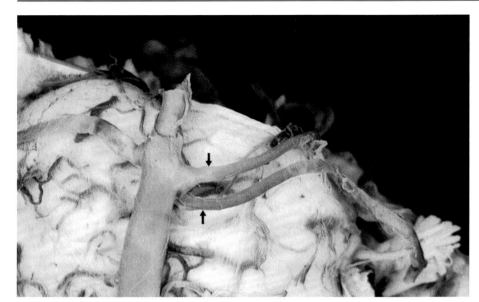

图 8.9　双小脑上动脉（箭头）。

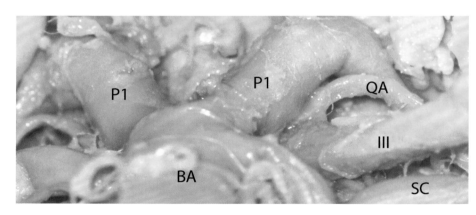

图 8.10　基底动脉分叉的腹侧观，四叠体动脉（QA）起源于大脑后动脉 P1 段。

III　　　动眼神经
BA　　　基底动脉
SC　　　小脑上动脉

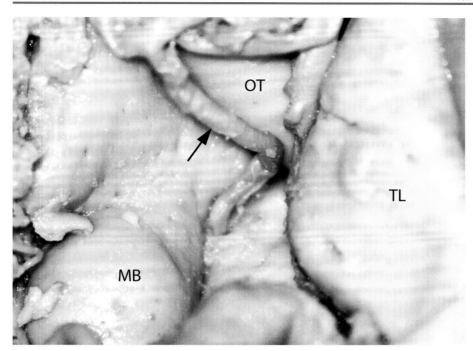

图 8.11　乳头体前动脉起始段（箭头）。
MB　乳头体
TL　颞叶（钩回）
OT　视交叉

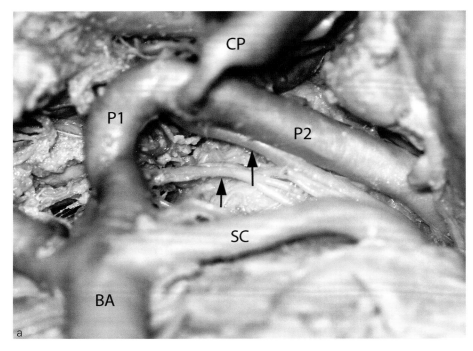

图 8.12 （a）在基底动脉分叉部的左侧大脑后动脉。来源于 P1 的四叠体动脉（左侧箭头）和来源于 P2 的脉络膜后内侧动脉（右侧箭头）。
BA　基底动脉
SC　小脑上动脉
CP　后交通动脉
P1　大脑后动脉 P1 段
P2　大脑后动脉 P2 段

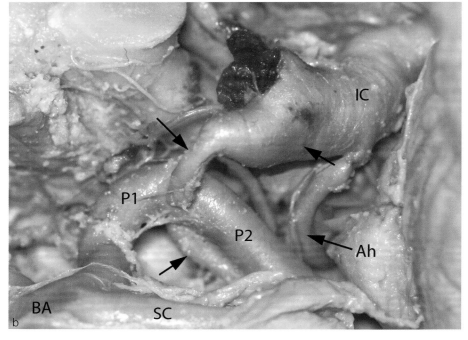

图 8.12 （b）同一标本（a）。来自基底动脉（BA）的 P1 段形成一个很高的向前上的环。后交通动脉（左上↑）的起始部膨大（右上↑）。
Ah　脉络膜前动脉
左下↑脉络膜后内侧动脉
IC　颈内动脉
SC　小脑上动脉
P1　大脑后动脉 P1 段
P2　大脑后动脉 P2 段

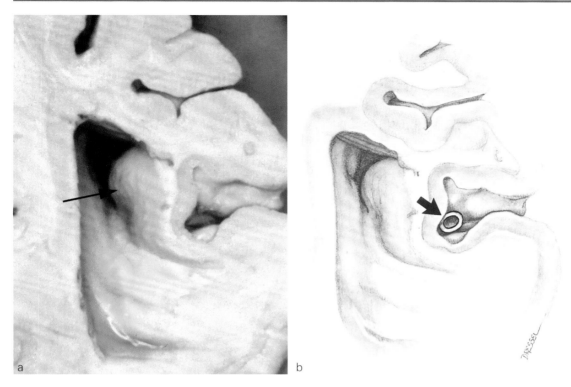

图 8.13 枕角水平右枕半球的冠状切面,即侧脑室腔的后面。(a)清晰的禽距(箭头),其凸向脑室系统。(b)图示距状动脉(箭头)与禽距的关系。

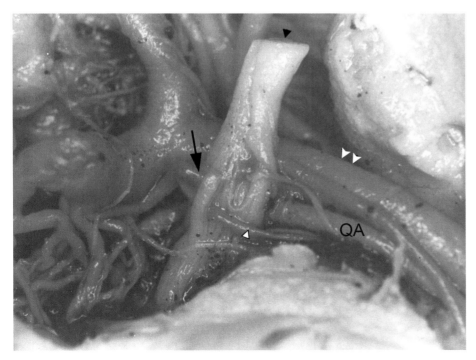

图 8.14 脑干左侧脚间窝近距离腹侧观,已去除蛛网膜,系左侧动眼神经(上黑色箭头)的走行区域。四叠体动脉(QA)沿大脑脚走行穿过动眼神经,居内侧与大脑后动脉(双白色箭头)伴行。另外,在 QA 的基底部有一条穿支(白色箭头)穿过动眼神经,在外侧走行。

8.10 临床病例

8.10.1 病例1

中年男性,严重头痛1周。进行检查,包括CT和腰穿,排除了蛛网膜下隙出血,但造影证实存在一个宽基底的基底动脉尖动脉瘤。由于瘤颈太宽,用单个支架很难保留双侧大脑后动脉（PCA）分支,从而按Y型结构置入两个支架,随后栓塞动脉瘤。术后患者头痛改善，3个月后造影显示没有残余的动脉瘤。

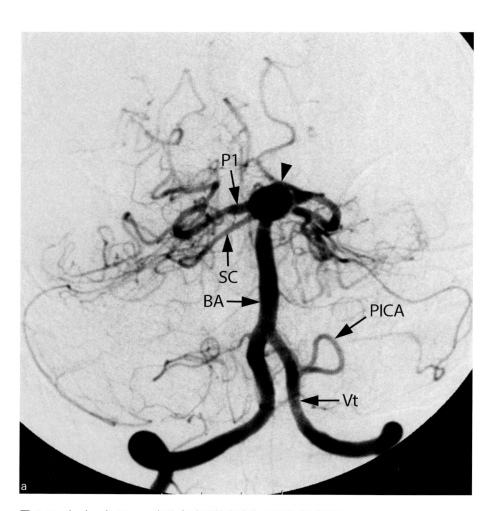

图 8.15 （a）一个 10mm 宽的未破裂基底动脉尖动脉瘤（箭头）。
P1   大脑后动脉 P1 段
SC   小脑上动脉
PICA 小脑后下动脉
Vt   椎动脉
BA   基底动脉

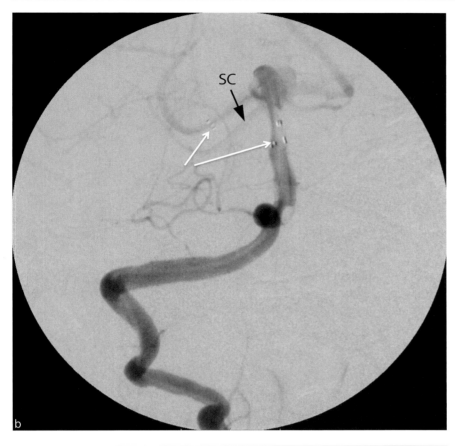

图 8.15（续）（b）支架释放到双侧大脑后动脉,形成一Y型结构。可见到位于基底动脉内的支架（右侧箭号）,和位于右侧大脑后动脉内的支架末端（左侧箭头）。
SC 小脑上动脉

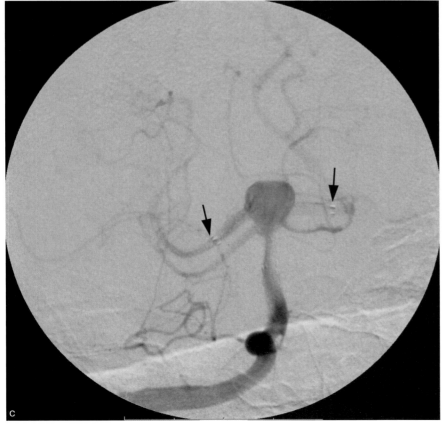

图 8.15（续）（c）微导管通过支架上的网孔进入左侧大脑后动脉,另一条支架经微管释放（右侧箭头）。（左侧箭头）显示的是右侧大脑后脉支架的头端。

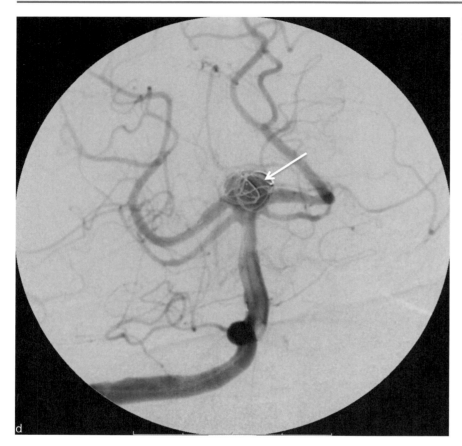

图 8.15（续）（d）弹簧圈通过双侧支架填入动脉瘤内（箭号）。

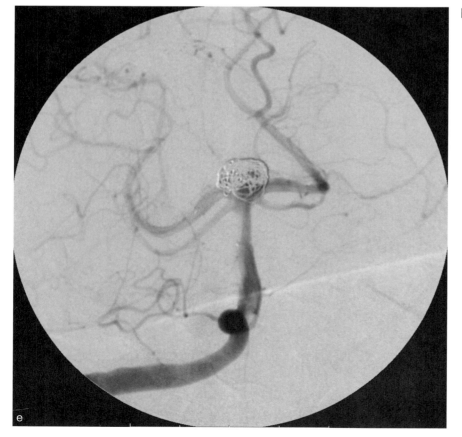

图 8.15（续）（e）栓塞完毕。

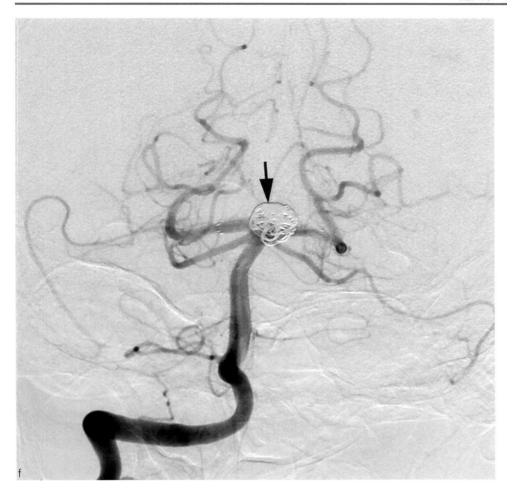

图 8.15（续）（f）栓塞术后 3 个月随访造影,动脉瘤没有复发（箭头）。

8.10.2　病例 2

青年男性,表现为右侧偏瘫、视觉障碍和头痛。磁共振显示出一个部分血栓形成的巨大动脉瘤,其压迫左侧大脑脚。磁共振血管成像确诊为左侧大脑后动脉(PCA)巨大动脉瘤。通过跨过动脉瘤颈植入

单个血流导向装置,其可固定栓塞动脉瘤的微导管,来处理这个纺锤形动脉瘤。术后病人的偏瘫症状完全恢复,并能返回建筑工地工作。3 个月后随访造影显示动脉瘤闭塞、PCA 完全通畅,并且大脑脚的占位效应缓解。

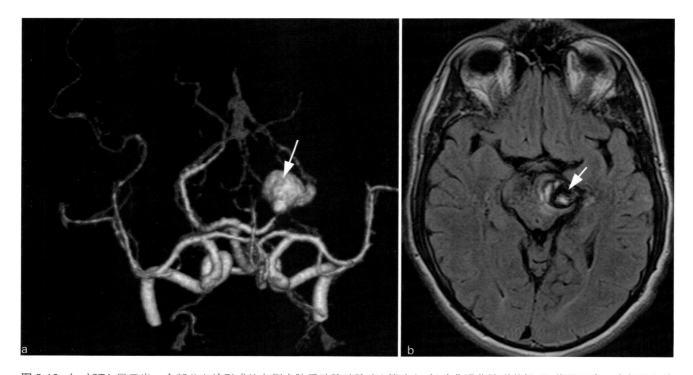

图 8.16　(a)CTA 显示出一个部分血栓形成的左侧大脑后动脉动脉瘤(箭头)。(b) 非强化脑磁共振 T1 像显示出一个部分血栓形成的动脉瘤(箭头)。

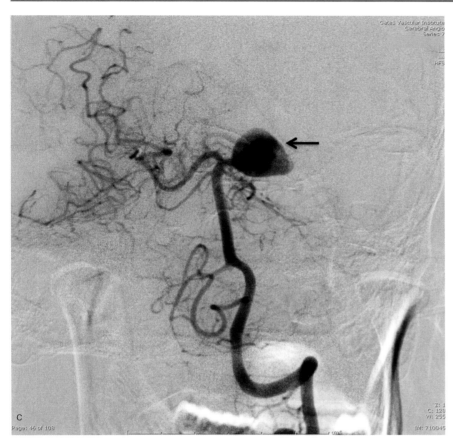

图 8.16（续）（c）左侧椎动脉造影早期显示左侧大脑后动脉夹层动脉瘤。

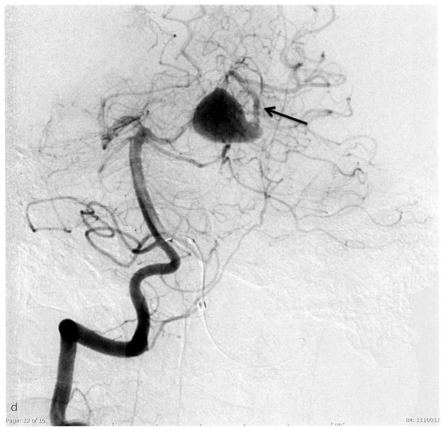

图 8.16（续）（d）椎动脉造影后期显示延迟充盈的左侧大脑后动脉（箭头）。

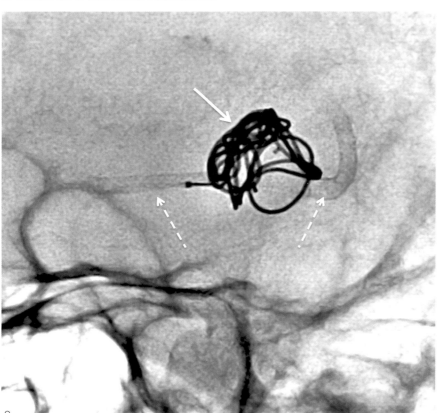

图 8.16（续）（e）左侧大脑后动脉内的血流导向装置（下方两个箭头），动脉瘤内弹簧圈部分填塞（上方箭头）。

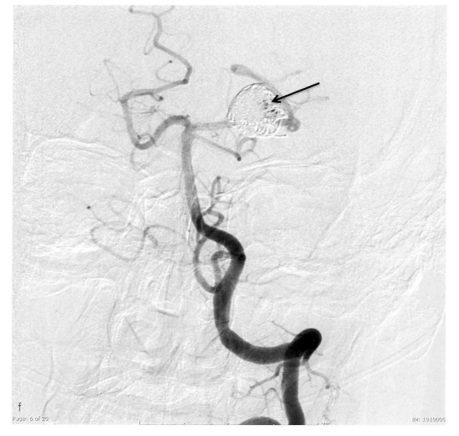

图 8.16（续）（f）栓塞结束后，动脉瘤内少量造影剂充盈（箭头）。

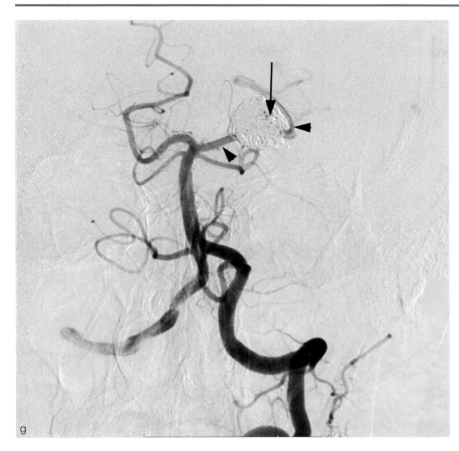

图 8.16（续）（g）3 个月后随访，左侧椎动脉造影显示重建的左侧大脑后动脉（箭头）。动脉瘤内没有造影剂充盈（箭头）。

8.10.3　病例 3

青年女性,表现为长期头痛和新发的癫痫。检查发现一个左枕叶动静脉畸形（AVM）,由距状动脉和顶枕动脉供血。用液体栓塞剂对 AVM 分次栓塞,最后完全闭塞 AVM。

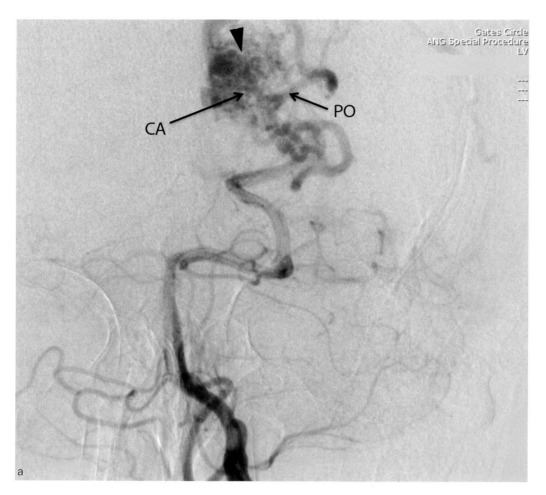

图 8.17 （a）椎动脉造影正位片所示 Spetzler-Martin 2 级动静脉畸形(箭头),由顶枕动脉(PO)和距状动脉(CA)供血。

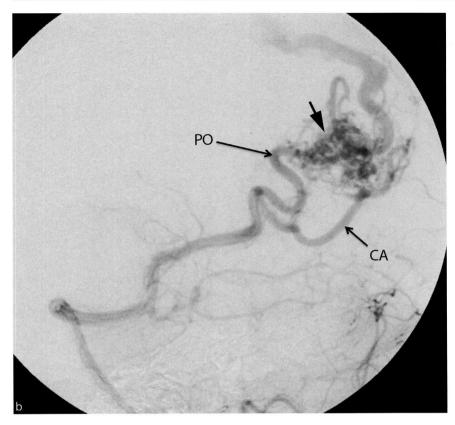

图 8.17（续）（b）左侧椎动脉造影侧位所示 Martin-Spetzler 2 级动静脉畸形（箭头），由顶枕动脉（PO）和距状动脉（CA）供血。

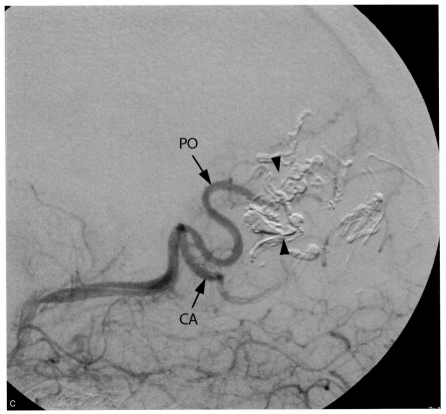

图 8.17（续）（c）左侧椎动脉造影侧位显示通过供血动脉栓塞畸形（箭头）。
PO　顶枕动脉
CA　距状动脉

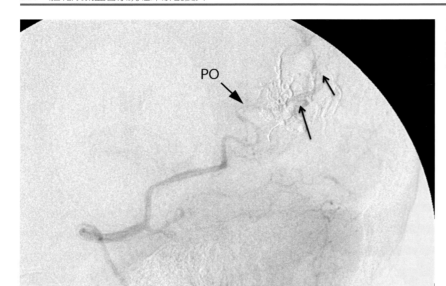

图 8.17（续）（d）1 年后左侧椎动脉造影，显示顶枕动脉（PO）分支供血的动静脉畸形残留，残留病灶（左侧箭头），及引流静脉（右侧箭头）。

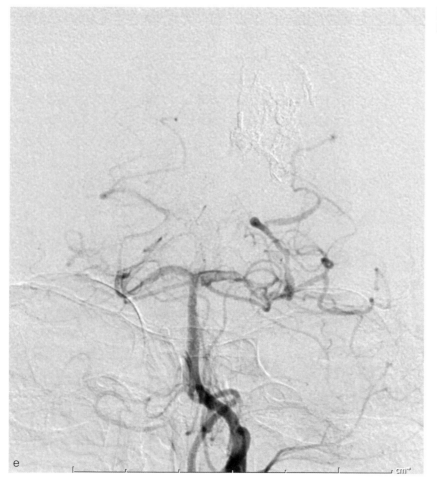

图 8.17（续）（e）伽马刀治疗 4 年后椎动脉正位造影，可见动静脉畸形完全闭塞。

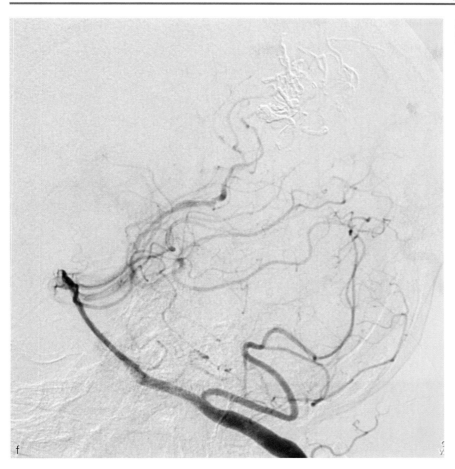

图 8.17(续) 伽马刀治疗 4 年后椎动脉侧位造影,动静脉畸形完全闭塞。

8.10.4　病例 4

中年女性,有动脉瘤家族史。造影示基底动脉尖 / 小脑上动脉(SCA)动脉瘤,兼有胚胎型大脑后动脉(PCA)。SCA 从瘤颈发出。血管内治疗保留 SCA 分支困难,选择开刀闭动脉瘤。右侧眶颧开颅,扩大暴露侧裂,显出视神经颈内动脉间隙和颈内动脉动眼神经间隙。通过视神经颈内动脉间隙临时阻断供血动脉,再通过颈内动脉动眼神经间隙夹闭动脉瘤。患者手术顺利,无任何后遗症。

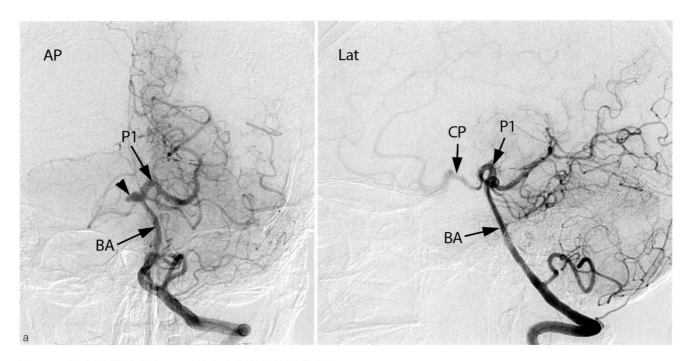

图 8.18 (a)左侧椎动脉造影显示基底动脉尖动脉瘤(箭头)。
P1　　左侧大脑后动脉 P1 段
CP　　后交通动脉
BA　　基底动脉

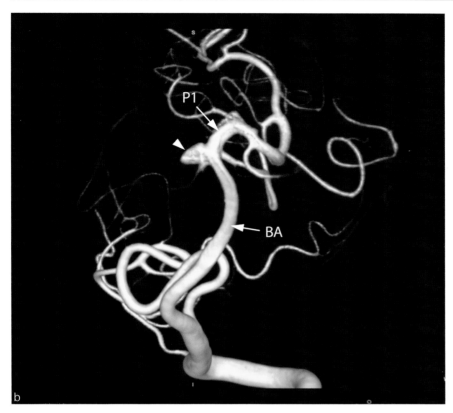

图 8.18（续）（b）（a）的 CTA 重建显示
动脉瘤（箭头）。
P1　左侧大脑后动脉 P1 段
BA　基底动脉

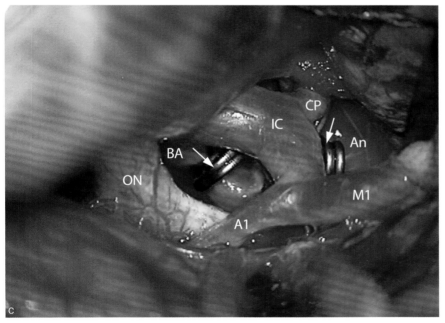

图 8.18（续）（c）右侧眶颧入路显露基
底动脉尖动脉瘤的手术野。可见基底动
脉上的临时阻断夹（左侧箭头），还有瘤
颈上的动脉瘤夹（右侧箭头）。
ON　右侧动眼神经
IC　右侧颈内动脉
CP　右侧后交通动脉
BA　基底动脉
A1　右侧大脑前动脉 A1 段
M1　右侧大脑中动脉 M1 段
An　动脉瘤

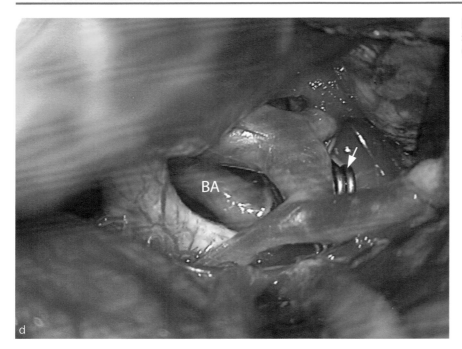

图 8.18（续）（d）临时阻断夹已从基底动脉（BA）上取出，永久动脉瘤夹在位（箭头）。

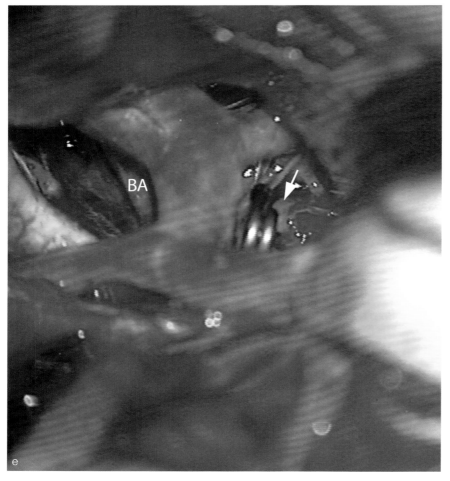

图 8.18（续）（e）（d）的更外侧观，可见永久动脉瘤夹在位，瘤夹末端的瘤颈在视野内（箭头）。

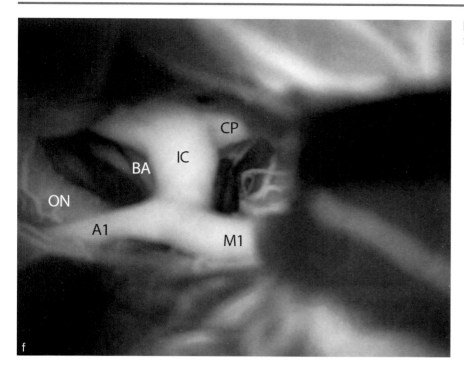

图 8.18(续)(f)术中吲哚菁绿荧光造影显示动脉瘤不显影。

临床荟萃

- 当通过侧裂入路手术暴露基底动脉分叉时，后交通动脉（PCom）可作为重要的解剖标志。顺着它向后穿过厚实的蛛网膜（Liliequist 膜），将其打开，可暴露 P1 和 P2 连接处。沿着 P1 向内暴露基底动脉末端，PCom 通常位于动眼神经上内侧。

- 手术可以避开穿支血管，但对它们的保护和保留会使手术入路变得复杂。手术处理基底动脉尖动脉瘤时，主要用到两个间隙，也就是颈内动脉 - 视神经间隙和颈内动脉 - 动眼神经间隙。正如其名，它们位于这些命名结构之间。这两个间隙往往都需要充分暴露，以便对基底动脉进行近端控制，同时辨认对侧大脑后动脉、小脑上动脉和动眼神经。

- 在切除内侧海马时，显露过程可能会损伤大脑后动脉（PCA），通过软膜下分离可降低这一风险。颞下入路同样可用于处理基底动脉尖和 P1/P2 连接处动脉瘤。这一入路往往需要大量引流脑脊液和充分牵拉小脑幕切迹上的颞叶。

- 颞下入路很难直接暴露 P2/P3 连接处动脉瘤，因为该段血管开始向上走行到距状沟内。对于此段动脉瘤，优选血管内治疗。然而，如果必须开颅的话，可通过小脑上经天幕入路手术。

丘脑后部穿支

- 这些穿支的存在，限制了开颅手术显露基底动脉尖。它们解剖位置深，并且隐藏在重要的结构后面，例如视神经、视束、颈内动脉和后交通动脉，通常需要处理后床突。另外，损伤这些动脉，例如名为 Percheron 的动脉，可能导致严重后遗症，其可为双侧性的，同时影响意识，这是由中缝结构和吻侧中脑网状激活系统缺血引起的。

相对而言，血管内治疗对这些穿支影响较小。因为基底动脉走行较直，末端分叉发出双侧动脉，介入时屏幕上可视，并且通过支架和球囊辅助等技术，可以有效保护这些关键分支。

脉络膜后内侧动脉源于大脑后动脉 P3 段的顶枕分支，其向前走行，在距状裂前方进入第三脑室，从松果体上方进入中髓帆。

- 当处理动静脉畸形时，栓塞这些分支，存在的风险和栓塞其他穿支相同，因其终末支在脉络丛下方供应中脑和丘脑深部核团。这些分支常是 Galen 静脉畸形的瘘口。

- 距状动脉沿着距状沟走行供应视觉皮层，并且经常与大脑中动脉的终末支吻合。这些吻合支非常丰富，可在清醒的病人上进行球囊闭塞试验，以明确近端闭塞是否会导致偏盲。

颞叶分支

- 来自大脑后动脉的颞叶分支是大脑中动脉供血区的重要吻合动脉，在大脑中动脉 M1 段梗死后，由于这些吻合动脉的存在，可使缺血半暗带存活。

第九章 椎基底动脉

椎动脉由颅底进入枕骨大孔,并在脑桥延髓交界处,加入另一支形成下段基底动脉。最初,椎动脉位于寰枢椎的横突孔内,它穿过第二颈椎(枢椎)横突孔,向上走行通过寰椎的横突孔(第一颈椎),然后在寰椎上关节面后方的凹槽内,经寰椎弓上方向内走行。当椎动脉由寰椎上升到枢椎时,逐渐被一些静脉丛和静脉腔包绕。由这些静脉丛发出的髁导静脉穿过髁孔与颈静脉球相交通。椎动脉在颅底外走行发出肌支、神经根支和硬膜支。椎动脉肌支可和枕动脉肌支吻合,因此颈外循环和椎动脉循环可形成"危险吻合"。来自椎动脉的硬膜分支可能起源于颅外,然后随椎动脉穿过硬膜,或者起源于椎动脉刚好进入硬膜间隔处。硬膜支和脊髓后动脉支可共干。椎动脉在寰枢椎间的颅外走行中可发出神经根支,其随 C2 神经根穿过硬膜,并供应脊髓后方。

9.1 小脑后下动脉

起源于椎动脉的小脑后下动脉常存在变异。它可起源于椎动脉刚好进入硬膜后,或者接近椎、基底动脉连接处。也可能缺如,如果这样的话,通常由增粗的供应小脑下内区域的小脑前下动脉替代。小脑后下动脉有延髓前段、延髓外侧段和延髓后段。当小脑后下动脉绕过延髓到它的延髓后段时,它与小脑扁桃体的关系,以及它沿着内侧小脑后下方的弯曲存在许多变异。它经常发出一个分支到四脑室下后方的脉络丛。小脑后下动脉与椎动脉共同发出供应橄榄核后下区域的关键穿支。小脑后下动脉在它的终末分布区域,走行于扁桃体上方,发出分支到蚓部和小脑半球内下,并且它与小脑前下动脉、小脑上动脉在小脑半球表面相互吻合。

9.2 背髓前动脉

脊髓前动脉由椎动脉在将要汇合成基底动脉前发出。脊髓前动脉的构造变异较多。脊髓前动脉可能一侧缺如,或者与对侧背髓前动脉形成桥网结构。尽管椎动脉可能发育极为不全,但同侧脊髓前动脉很粗,可能是唯一一条实际供应脊髓的前动脉。

9.3 椎基底动脉连接处

椎基底动脉连接处由两条椎动脉汇入下段基底动脉构成。此处,称为盲孔,也是脑桥延髓连接处,此部位有基底动脉下段的穿支进入脑桥延髓连接处。

9.4 小脑前下动脉

小脑前下动脉起源于基底动脉下段,或者椎基底动脉连接处外侧。该动脉走行于桥小脑角内,毗邻面听神经。内听动脉起源于小脑前下动脉。如果小脑前下动脉是一条合并动脉,包含来自小脑后下动脉的血供,它的结构显然会大为改变。来自小脑前下动脉共干的小脑后下动脉分支,可能以小脑前下动脉早期分支,或者延髓外侧段终末支的形式出现。小脑前下动脉不仅在桥小脑角发出它的分支,同样发出分支到水平裂以下的前方和后方小脑半球。小脑前下动脉常与小脑上动脉吻合。小脑前下动脉也发出穿支到橄榄核上方和后方区域。

9.5 小脑上动脉

小脑上动脉起源于基底动脉上段,在动眼神经起点的下方。小脑上动脉可能以单侧或者双侧双干形式出现。当存在双干时,小脑上动脉的下支供应小脑上、外侧,上支供应小脑更内侧部和蚓部。当小脑上动脉为单干时,它的起始分叉可在环池或者四叠体池内发生变异。通常,靠内的分支供应小脑上、内侧和上蚓部。在四叠体池内,小脑上动脉打折弯曲明显,其下方可见到滑车神经位于小脑上动脉一些卷曲分支的前方。总的来说,小脑上动脉供应小脑水平裂以上区域,并且与小脑前下动脉和小脑后下动脉互相吻合。小脑上动脉同样供应下丘。

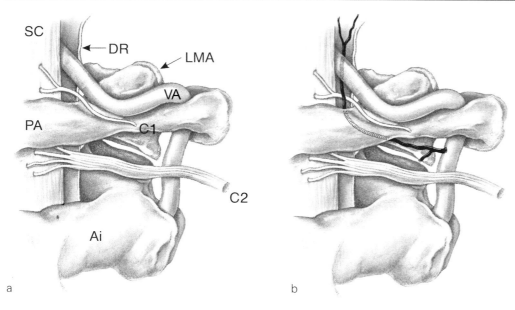

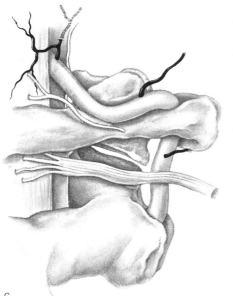

图 9.1（a）寰枢椎的后面观。椎动脉向上、向内走行,穿过硬膜后,向前走行到颈髓的连接处。(b-c)椎动脉的变异分支,其穿透并供应后颅窝硬膜。穿透硬膜的同一条血管经常发出一条细小分支来供应脊髓后部。

Ai	枢椎
C1	颈 1 神经根
C2	颈 2 神经根
DR	硬膜
LMA	寰椎侧块
PA	寰椎后弓
VA	椎动脉
SC	脊髓

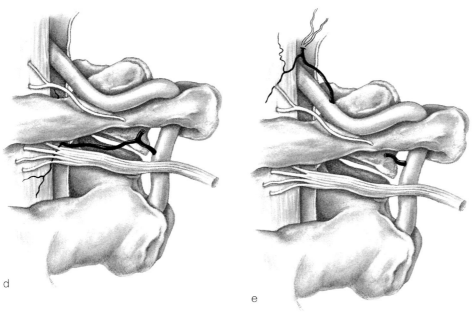

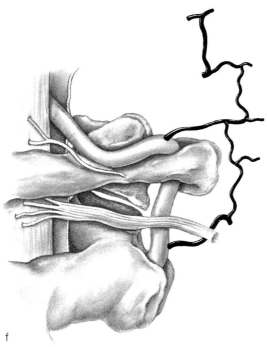

图 9.1（续 ）（ d，e ）椎动脉的变异分支，其穿透并供应后颅窝硬膜。穿透硬膜的同一条血管经常发出一条细小分支来供应脊髓后部。(f) 颈部肌肉吻合支在上方可与枕动脉相交通。

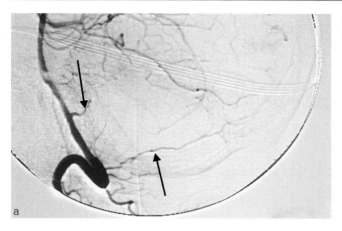

图 9.2 （a）椎动脉侧位造影可见小脑后下动脉的延髓后段开始闭塞（上箭头）。椎动脉的脑膜支（下箭头）。

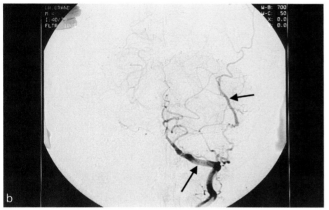

图 9.2（续）（b）左侧位椎动脉（下箭头）造影显示枕动脉（上箭头）侧支循环，说明"危险吻合"。

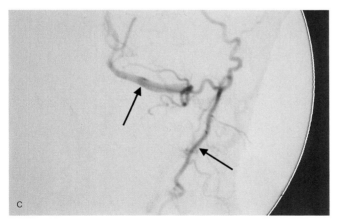

图 9.2（续）（c）选择性左枕动脉造影（右箭头）显示侧支循环进入左椎动脉（左箭头），再次说明"危险吻合"。

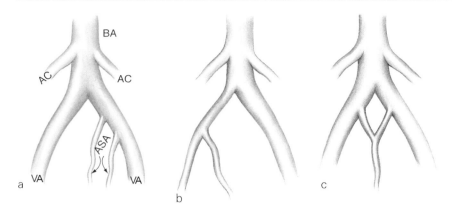

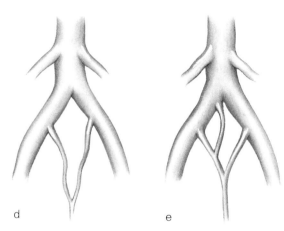

图 9.3 （a-e）脊髓前动脉起源和形态的变异。图 b 示脊髓前动脉可从发育不良的一侧椎动脉单独发出。

AC	小脑前下动脉
ASA	脊髓前动脉
BA	基底动脉
VA	椎动脉

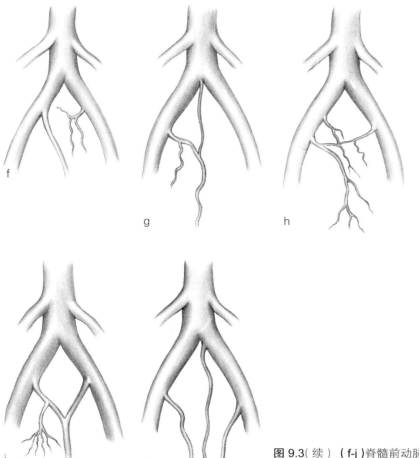

图 9.3（续）（f-j）脊髓前动脉起源和形态的变异。

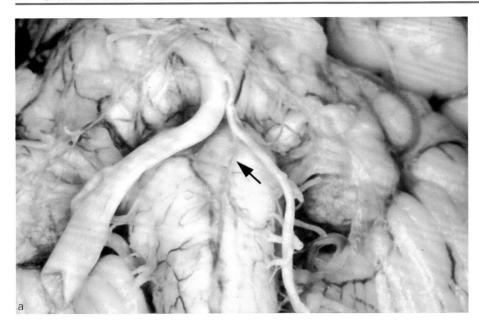

图 9.4 （a）两侧椎动脉粗细差距明显，但唯一的脊髓前动脉（箭头）由发育不良侧椎动脉发出。

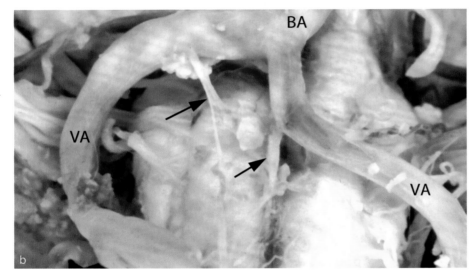

图 9.4（续）（b）脊髓前动脉（箭头）源自各自侧的椎动脉（VA）。但注意较大的脊髓前动脉（右侧箭头）源自较小的椎动脉。
BA　基底动脉

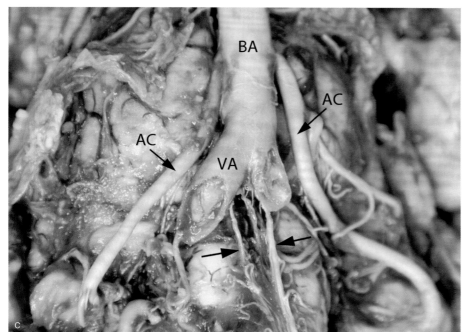

图 9.4（续）（c）脊髓前动脉（箭头）
自椎动脉发出。
BA 基底动脉
VA 椎动脉
AC 小脑前下动脉

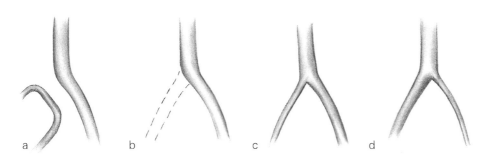

图 9.5 （a-d）双侧椎动脉汇入基底
动脉的构型变异。

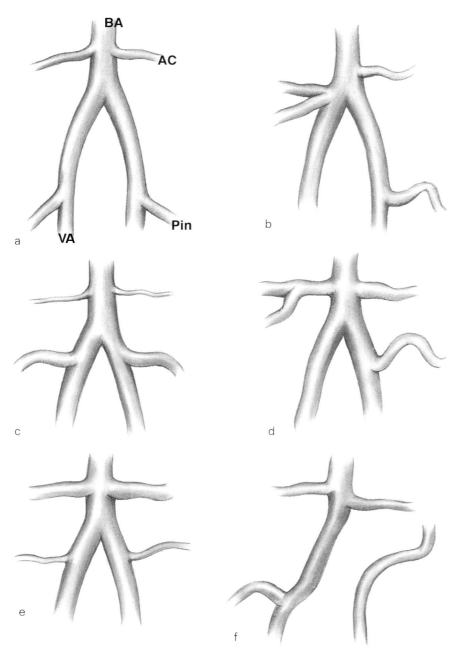

a

b

c

d

e

f

图 9.6　(a-f)小脑前下动脉与小脑后下动脉的构型和相互关系变异。
AC　　小脑前下动脉
BA　　基底动脉
Pin　　小脑后下动脉
VA　　椎动脉

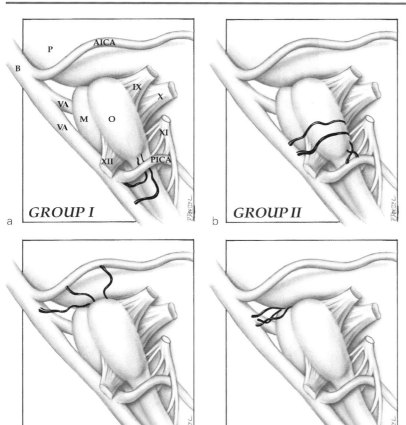

图 9.7 （a）椎动脉近端发出穿支于后橄榄沟穿过延髓外侧区。(b)小脑后下动脉和椎动脉远端发出穿支穿过后橄榄沟。(c)椎－基底动脉交界处和小脑前下动脉发出穿支穿过上橄榄沟。（ d ）椎－基底动脉交界区发出穿支穿过盲孔区域。

AICA　　小脑前下动脉
B　　　　基底动脉
M　　　　延髓
O　　　　橄榄
P　　　　脑桥
PICA　　小脑后下动脉
VA　　　椎动脉
IX　　　舌咽神经
X　　　　迷走神经
XI　　　副神经
XII　　　舌下神经

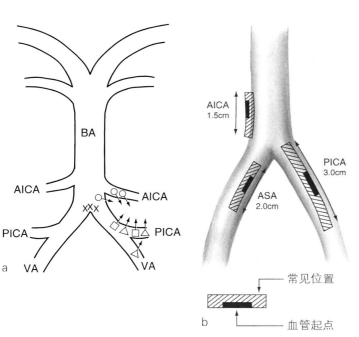

图 9.8 （a）四组低位脑干穿支动脉示例：△ 9–7a(第 1 组)；□ 9–7b(第 2 组)；○ 9–7c(第 3 组)；X9–7d(第 4 组)。(b) 脊髓前动脉和小脑后下动脉从椎动脉发出，同时显示小脑前下动脉常见起源。

AICA　　小脑前下动脉
ASA　　脊髓前动脉
BA　　　基底动脉
PICA　　小脑后下动脉
VA　　　椎动脉

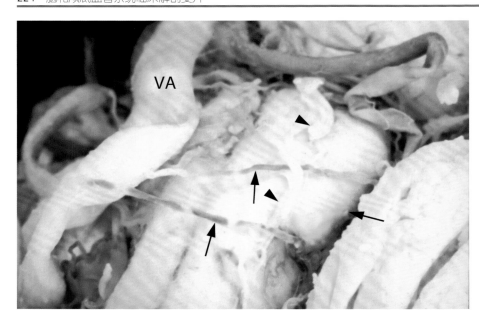

图 9.9 穿支（左侧两个箭头）发自椎动脉（VA）。见图 9.7b。
右侧箭头 橄榄
无尾箭头 舌下神经根

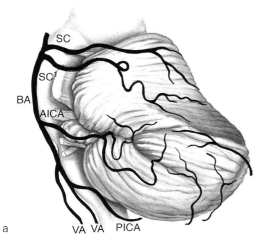

图 9.10　（a-c）小脑和脑干的左侧视图。显示小脑上动脉、小脑前下动脉、小脑后下动脉的形态变化。

AICA　小脑前下动脉
BA　　基底动脉
PICA　小脑后下动脉
SC　　小脑上动脉
SC1　　小脑上动脉（下干）
VA　　椎动脉

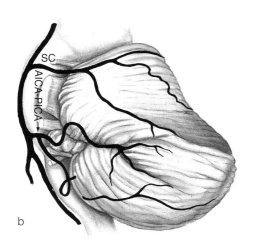

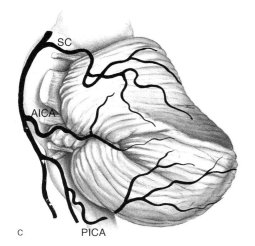

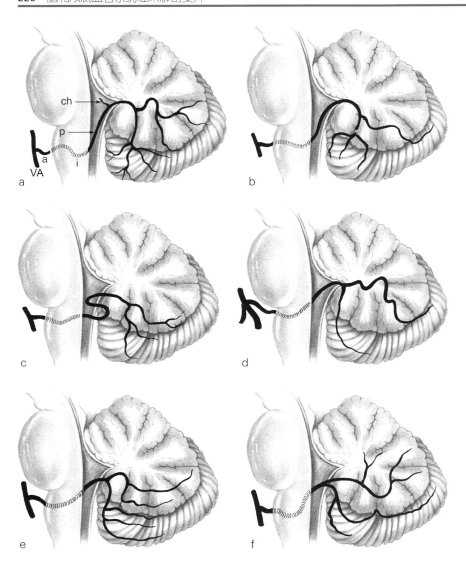

图 9.11 （a-f）小脑蚓部断面的右侧小脑半球内侧视图。（a,g）脉络膜动脉起源。

a	PICA 髓前段
i	PICA 延髓外侧段
ch	脉络膜动脉
p	PICA 髓后段
VA	椎动脉

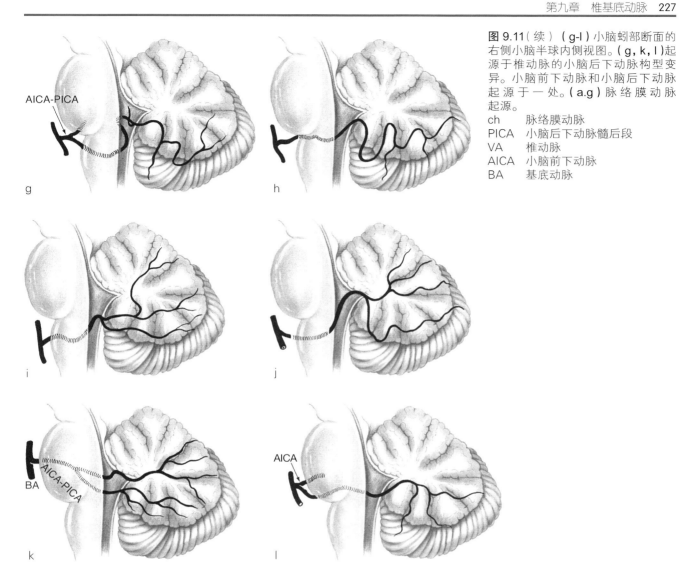

图 9.11（续）（g-l）小脑蚓部断面的右侧小脑半球内侧视图。（g, k, l）起源于椎动脉的小脑后下动脉构型变异。小脑前下动脉和小脑后下动脉起源于一处。（a.g）脉络膜动脉起源。

ch	脉络膜动脉
PICA	小脑后下动脉髓后段
VA	椎动脉
AICA	小脑前下动脉
BA	基底动脉

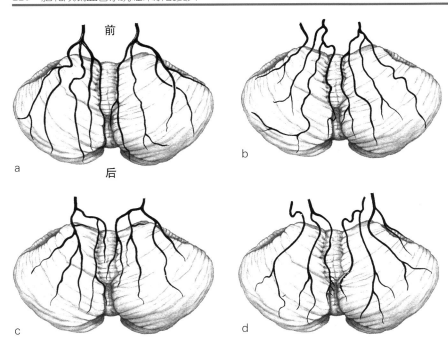

前

后

a

b

c

d

图 9.12　小脑上面观。(a) 小脑上动脉分为三支并分别供应小脑内侧、中央、外侧。(b) 图左侧,为小脑上动脉双干型,下干供应小脑外侧。(c) 小脑上动脉近端分叉。图左侧,小脑半球主要血供源于优势侧支。而图右侧,小脑半球主要血供源于内侧支。(d) 两侧小脑上动脉双干,上干供应小脑半球内侧,下干供应小脑半球外侧面。

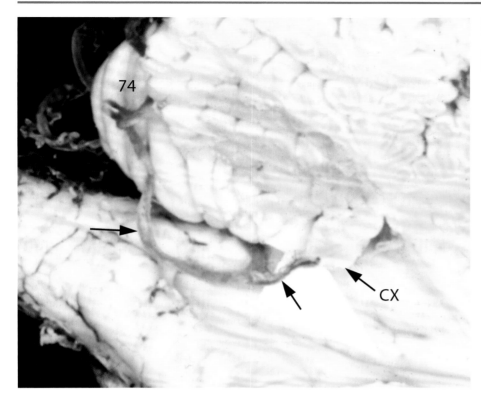

图 9.13 小脑半球矢状面。小脑后下动脉（左箭头）发出一分支（右箭头）到四脑室脉络丛（CX），然后前行至扁桃体（74）。

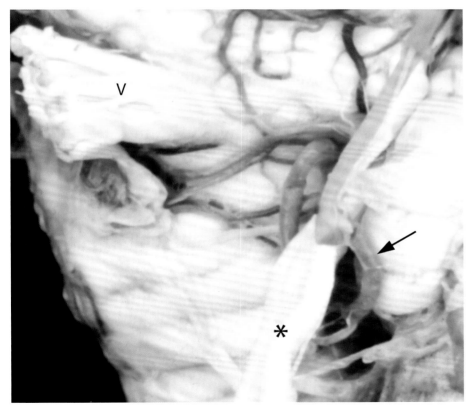

图 9.14 左侧延髓交界处侧面观,见小脑前下动脉分支（箭头）环绕第7,第8对脑神经（星号）。
V　　三叉神经

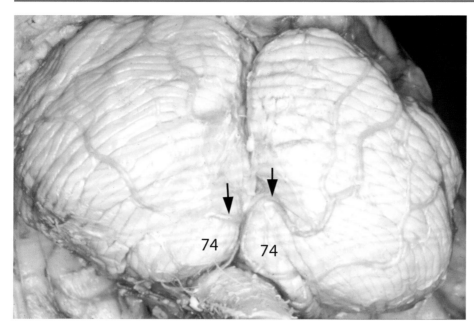

图 9.15　小脑半球后面观,示两侧小脑后下动脉（箭头）出现在小脑底面中线处。
74　　扁桃体

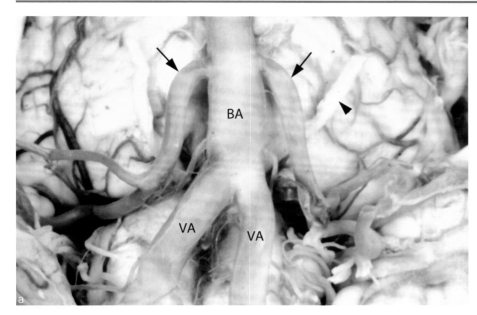

图 9.16 （a）脑桥和延髓腹侧观。
较粗的分支为小脑前下动脉（上箭
头），三角箭头为外展神经。
VA　　椎动脉
BA　　基底动脉

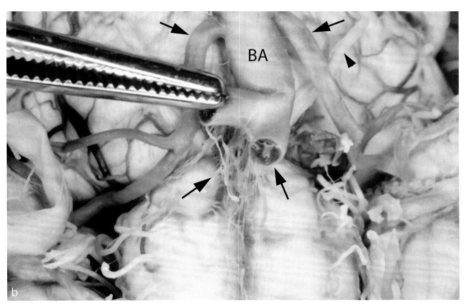

图 9.16（续）（b）与（a）同一标本。
从椎 – 基底动脉交界区到延髓的穿
支（左下箭头）。
上↑　小脑前下动脉
右下↑　椎动脉
BA　　基底动脉
▲　　展神经

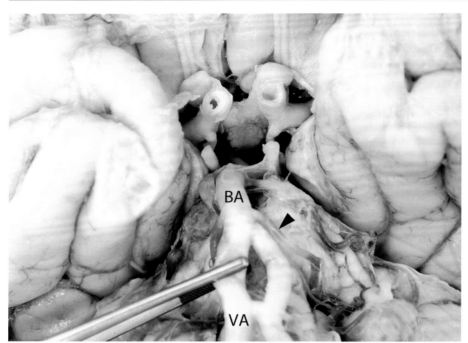

图 9.17　成窗基底动脉下三分之一。
BA　　基底动脉
VA　　椎动脉
▲　　　小脑前下动脉

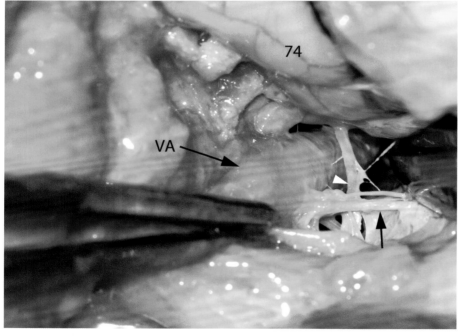

图 9.18　枕下及左侧高颈段椎板切
除暴露椎动脉入颅段。
VA　　椎动脉
74　　小脑
下↑　C1 后根于延髓副神经（白色
　　　箭头）后方通过。

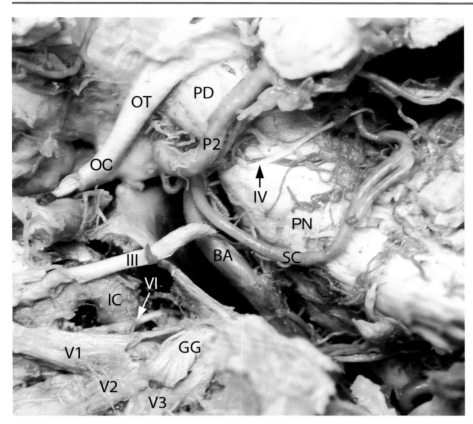

图 9.19 脑干左侧面观。

PD	大脑脚
OT	视束
OC	视交叉
P2	大脑后动脉 P2 段
IV	滑车神经
PN	脑桥
III	动眼神经
SC	小脑上动脉
BA	基底动脉
IC	颈内动脉
VI	第六颅神经
V1	三叉神经第一分支
V2	三叉神经第二分支
V3	三叉神经第三分支
GG	三叉神经半月结

9.6　临床病例

9.6.1　病例 1

一青年女性因头痛、四肢轻瘫行检查发现左椎动脉远端巨大动脉瘤。造影示巨大动脉瘤内血栓形成,因其盗血影响椎动脉远端的血管,AICA-PICA 共干（PICA 发育不良或缺如,同侧 AICA 代偿其所供血区域）。多重血流导向装置覆盖瘤颈,动脉瘤部分栓塞,残留一个空腔以确保 AICA-PICA 干的血供。随访显示右椎动脉完全重塑,患者症状完全消失,同时保留了 AICA-PICA 干。

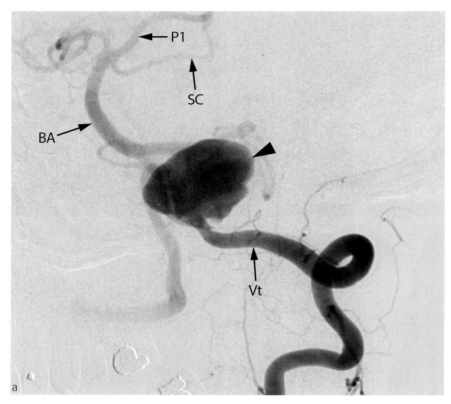

图 9.20　左侧椎动脉造影正位图显示动脉瘤(▲)。
BA　　基底动脉
Vt　　椎动脉
SC　　小脑上动脉
P1　　大脑后动脉 P1 段

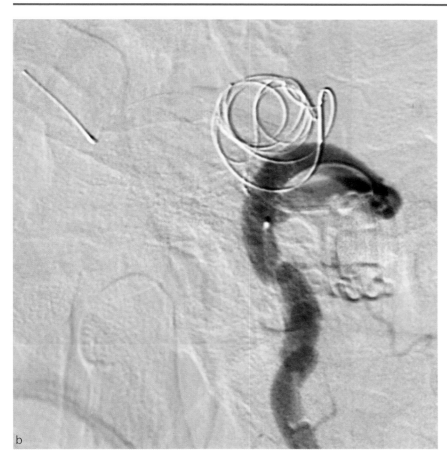

图 9.20（续）（b）动脉瘤内弹簧圈部分填塞后植入支架。

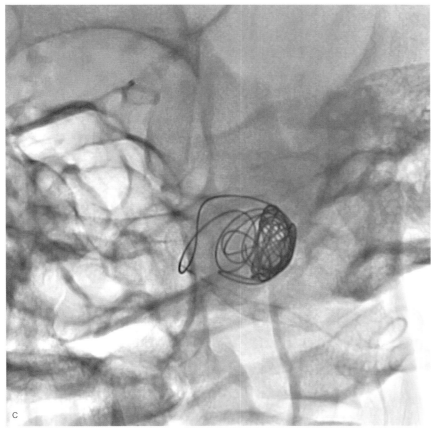

图 9.20（续）（c）继续填塞弹簧圈。

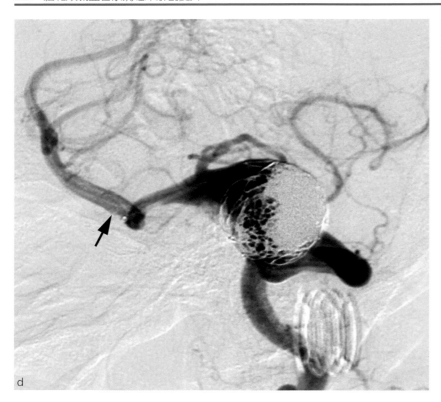

图 9.20(续 ）（ d ）将三个血流导向装置植入左椎动脉至基底动脉（箭头）。继续填塞弹簧圈。

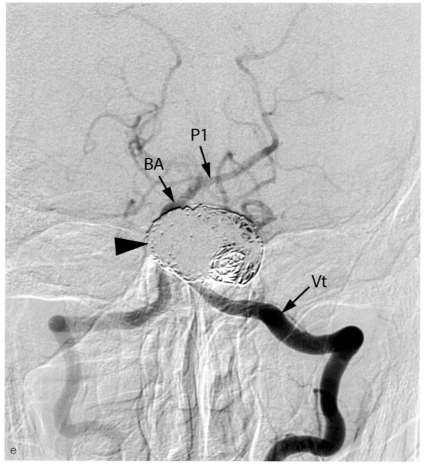

图 9.20（ 续 ）（ e ）左椎动脉造影,随访显示动脉瘤完全闭塞（ ▲),椎基底动脉系统通畅。
BA   基底动脉
P1   左侧大脑后动脉 P1 段
Vt   左椎动脉

9.6.2　病例 2

一个中年女性偶然发现椎基底动脉交界处动脉瘤,伴基底动脉近端开窗畸形。因开窗两分支对称分布,遂将两个编织型支架由同侧椎动脉置入双侧分支。微导管先置入瘤腔,用于填塞弹簧圈。患者术后无异常。随访造影显示动脉瘤闭塞,主干血管通畅。

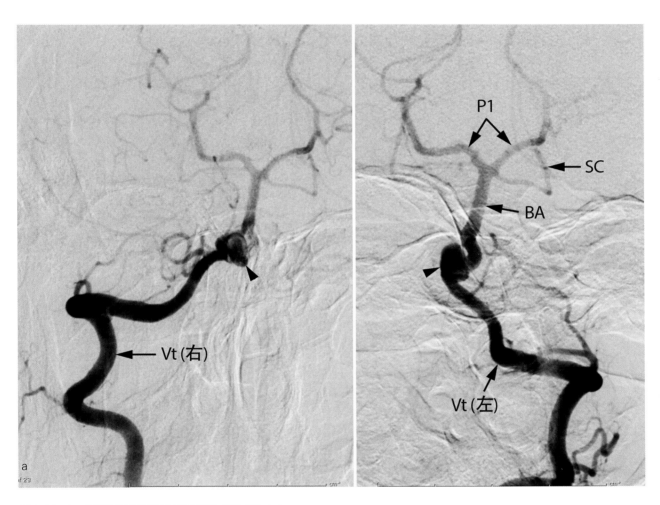

图 9.21　(a)双侧椎动脉造影显示动脉瘤位置(▲)。
Vt　　椎动脉
BA　　基底动脉
P1　　大脑后动脉 P1 段
SC　　小脑上动脉

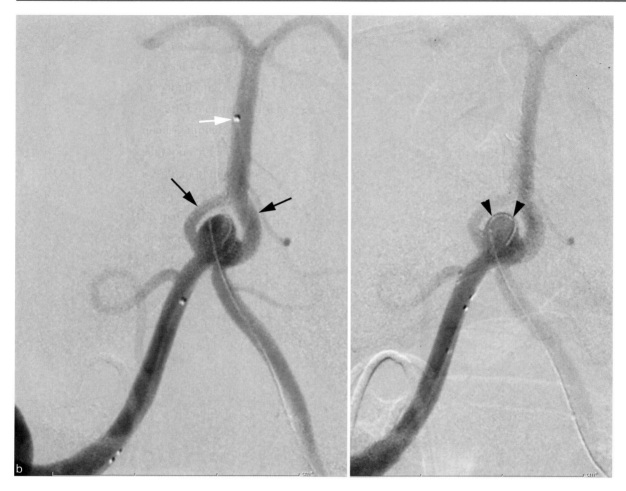

图 9.21（续）（b）双侧椎动脉同时造影。动脉瘤位于基底动脉先天性开窗畸形起始段（下箭头）。一支架微导管到达基底动脉（上箭头）内，另一弹簧圈微导管到达动脉瘤（双无尾箭头）内。

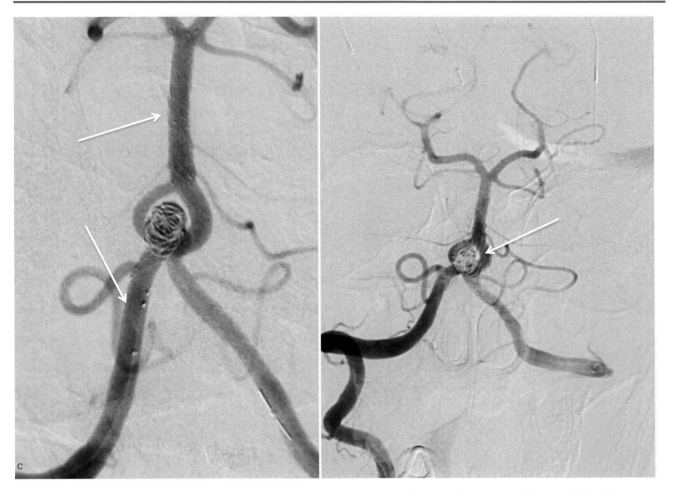

图 9-21（续）（c）支架覆盖右侧椎动脉（左下箭头）到基底动脉（左上箭头），然后向动脉瘤内填入弹簧圈（右侧箭头）。

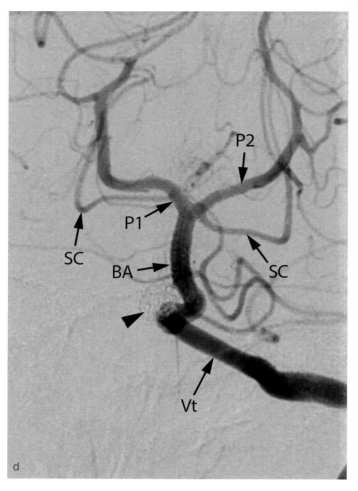

图 9-21（续）（d）6 个月后随访,通过椎动脉造影显示动脉瘤完全栓塞(箭头)。
P1   大脑后动脉 P$_1$ 段
P2   大脑后动脉 P$_2$ 段
SC   小脑上动脉
Vt   左侧椎动脉
BA   基底动脉

9.6.3 病例 3

42 岁男性患者,因小脑半球出血和肢体辨距障碍入院。磁共振检查提示右小脑半球大动静脉畸形,其供血均来源于脑基底动脉的三个主要分支,分别是小脑上动脉、小脑前下动脉和小脑后下动脉。用胶栓塞治疗,参与供血的小脑上动脉、小脑前下动脉和小脑后下动脉的终末分支无法被胶完全填充,造影后仍然可见。因为这些终末血管太细,微导管无法超选,不能再次栓塞治疗,最后选择伽马刀治疗未完全栓塞的终末支供血的畸形。2 年后随访,动静脉畸形完全消失,患者获得了非常好的疗效,并重新返回到工作岗位。

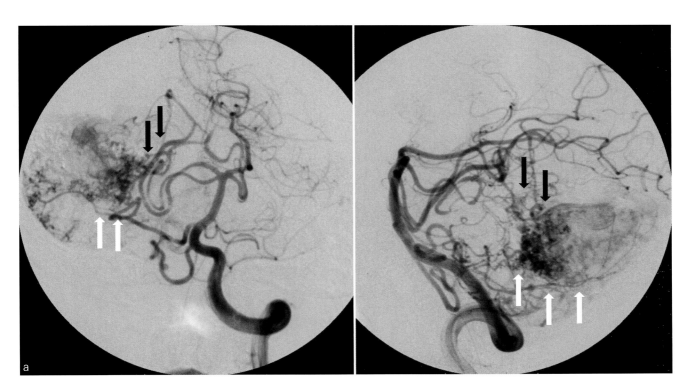

图 9-22 (a)左侧椎动脉造影显示由右侧小脑上动脉(上方箭头)和右侧小脑前下动脉(下方箭头)参与供血的动静脉畸形。

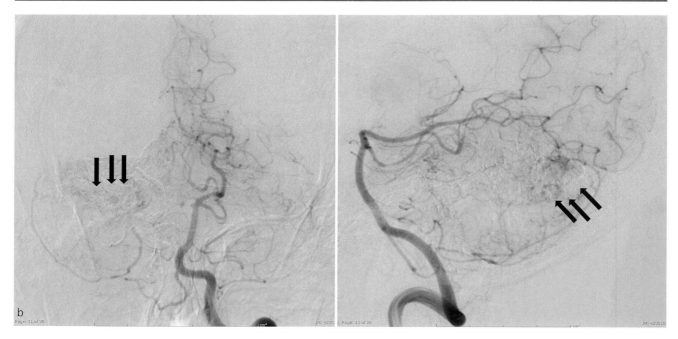

图 9-22（续） （ b ）通过小脑上动脉、小脑前下动脉和小脑后下动脉栓塞畸形后的左侧椎动脉造影图,畸形仍然有小部分残留。

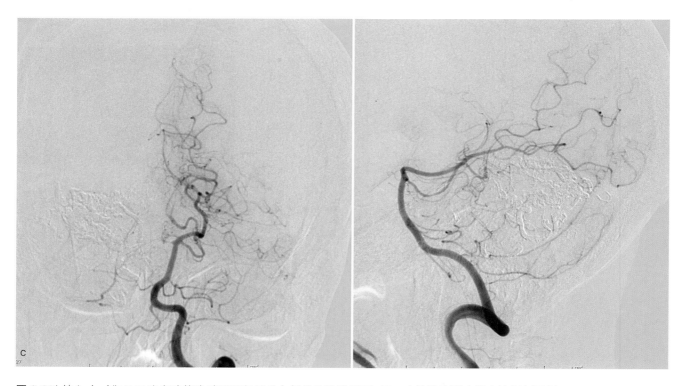

图 9-22（续） （ c ）伽马刀治疗动静脉畸形两年后的左侧椎动脉造影图,显示动静脉畸形内没有造影剂显影。

临床荟萃

- 寰椎后弓平面上段的椎动脉和枕动脉分支之间进行吻合,是常规的血管吻合手术之一,当动脉粥样硬化导致椎动脉闭塞时,可选择枕动脉进行吻合,其是供应后循环的主要来源。这种吻合很可靠,类似于原始胚胎时期,在寰椎前方任何位置发生的颈内动脉和椎动脉之间的吻合。
- 栓塞硬脑膜动静脉瘘的供血血管枕动脉时,要注意枕动脉和椎动脉的危险吻合,尤其是横乙窦交界区的硬脑膜动静脉窦,这些吻合在造影时并不明显,所以要特别注意。
- 打开硬脑膜,我们可以发现,椎动脉在第一个齿状突韧带和副神经入硬脊膜的地方进入蛛网膜下腔。

小脑后下动脉

- 小脑后下动脉的扁桃体段也可发出脊髓后动脉供应脊髓背侧。
- 小脑后下动脉闭塞后会出现 Wallenberg 综合征,同侧面部和对侧躯体感觉障碍,以及同侧辨距不良。因为下行网状结构和延髓最后区缺血,出现恶心呕吐。这些症状非常典型。
- 当一支小脑后下动脉出现闭塞的时候,围绕小脑扁桃体的小脑后下动脉在中线部位毗邻,适合搭桥。
- 小脑后下动脉动脉瘤是很常见的后循环动脉瘤,因为它靠近椎动脉入颅处,所以通过远外侧入路可以手术夹闭。在夹闭过程中,关键要把迷走神经和舌咽神经分开,因为这两支神经正好横行越过小脑后下动脉的起始端。要细心解剖分离,把动脉瘤显示清楚后再进行夹闭。

脊髓前动脉

- 脊髓前动脉通常成对出现,治疗椎动脉动脉瘤或椎动脉终末支病变时,要注意脊髓前动脉的走行,一旦误伤主要的脊髓前动脉,会导致高位截瘫。

椎基底动脉交汇处

- 椎基底动脉交汇处的腹侧有许多穿支血管供应延髓,这也是椎基底动脉大和巨大动脉瘤好发的部位,与基底动脉近端成窗有关。该部位动脉瘤选择开颅手术最好采用远外侧入路。

小脑前下动脉

- 小脑前下动脉常常与脑膜中动脉岩骨段终末分支有交通,也会和咽升动脉神经脑膜支有交通。小脑前下动脉动脉瘤非常少见,最好用介入方式进行治疗。开颅夹闭比较复杂,可以用传统的乙状窦后入路,也可以用经颅底的乙状窦前入路,甚至还可以选择经中线的 kawase 入颅,但是 kawase 入颅需要磨除岩骨尖。另外,小脑前下动脉通常也是面肌痉挛微血管减压的责任动脉。

小脑上动脉

- 小脑上动脉位于天幕裂孔处,走行表浅,在基底节区缺血行颞浅动脉搭桥时,小脑上动脉可以作为受体血管。
- 小脑上动脉通常参与软脑膜动静脉瘘的供血,其引流到小脑幕静脉,来源于小脑上动脉的天幕二级分支血管,主要供应天幕。这些动脉如果破裂出血,会出现非动脉瘤性中脑周围蛛网膜下隙出血。
- 尽管基底动脉末端和大脑后动脉 P1 段会被供应脑干的穿支血管包绕,但是小脑上动脉的起始段没有主要的穿支血管,这为经侧裂暴露并夹闭该区域的动脉瘤,提供了非常好的选择。

第十章　静脉解剖

10.1　硬脑膜静脉窦

10.1.1　上矢状窦

上矢状窦前方起自鸡冠处的大脑镰，在上矢状窦沟内沿颅骨中线向后延续，一般略偏向右侧，向后在枕内隆突处注入窦汇，多数汇入右侧横窦。大脑上静脉最终汇入上矢状窦，其终止时走行向前，入窦方向与窦内血流方向相反。与其他脑组织和硬膜内的静脉结构一样，上矢状窦内没有静脉瓣。由于硬膜折叠和静脉结构的不规则汇入，上矢状窦窦底的中部十分粗糙，其额部和枕部的窦底则相对平滑。蛛网膜颗粒也多突起于窦中部。在上矢状窦的横截面上，尤其是窦中部，窦腔被坚硬的硬膜分隔分为多个纵行的间隔部分，而进入窦汇之前的枕部区域则不明显。

10.1.2　下矢状窦

下矢状窦位于大脑镰游离缘后 2/3 的前方，它的内部十分光滑，没有分隔，窦腔比上矢状窦小很多。下矢状窦终止于大脑大静脉，管径很小的大脑中静脉在需要时也可汇入下矢状窦。

10.1.3　直窦

直窦位于大脑镰和小脑幕相连的位置，并在下矢状窦和大脑大静脉交汇的地方向后延伸。一般来说，小脑上静脉更多地注入大脑大静脉而非直窦。直窦更倾向于自左侧进入窦汇并引流至左侧横窦。

10.1.4　横窦

横窦位于小脑幕附着缘所在的枕骨水平沟内，由中间向两侧走行。每侧横窦朝着岩骨底部向两侧走行，然后向下注入乙状窦，少部分横窦向着前内直接注入颈静脉球。两侧横窦常不等大，一侧横窦和乙状窦可能较对侧的更加发达。

在横窦和乙状窦连接处，有岩上窦汇入。枕窦起自枕骨大孔后缘，沿小脑镰走行并终止于一侧乙状窦。

导静脉引流头皮和颅外软组织的静脉血，通过颅骨上的孔隙与横窦和乙状窦交通。乳突导静脉通过乳突内侧的乳突孔将横窦与枕部区域软组织的静脉相连。髁导静脉通过颅骨髁孔沟通乙状窦下部和椎动脉周围的静脉丛。舌下神经的伴行静脉或静脉丛通过舌下神经管沟通枕窦和髓质静脉。

10.1.5　岩上窦

岩上窦位于小脑幕附着的颞骨岩部上缘，自海绵窦延伸至横窦，最终引流至横窦和乙状窦连接处。岩上窦内壁光滑，横跨 Meckel 腔的顶。岩静脉在后颅窝与三叉神经毗邻，常在上方汇入岩上窦。

10.1.6　岩下窦

岩下窦成对起自海绵窦后缘，沿蝶骨和岩骨间的岩下沟走行。岩下窦与舌咽神经的出口关系密切，最终可能直接汇入颈静脉球的前部，也可能单独通过颅骨孔隙在上颈部单独加入颈内静脉。即使在颈静脉球和同侧颈内静脉不发达时,岩下窦依然可能通过形成一个大的分支,在颈部加入颈内静脉。迷走和副神经则与颈静脉球内壁和前壁的关系更为密切。

10.1.7 蝶顶窦

蝶顶窦位于蝶骨小翼的内侧面,汇入海绵窦。蝶顶窦接收颞前叶经由大脑中浅静脉分支引流而来的静脉血,随后引流入海绵窦。

10.1.8 海绵窦

海绵窦是一对硬脑膜形成的静脉结构。每侧海绵窦起自眶上裂内侧缘,沟通和接收眼静脉、蝶顶窦和大脑中浅静脉的引流血。每侧海绵窦和其硬膜内有颈内动脉、动眼神经、滑车神经、三叉神经眼支和外展神经穿行。

环窦由垂体前后方的鞍隔边缘硬膜所围成的环状静脉腔形成,可以沟通两侧海绵窦,通常环窦腹侧比背侧粗。

基底静脉丛沿斜坡分布,并沟通海绵窦后部和岩下窦。其后,海绵窦还与岩上窦相交通。

眼上静脉在眼眶内眼动脉后走行,并在总腱环外穿过眶上裂。它在总腱环后部的眼眶顶部,经鼻睫神经和外展神经之间进入海绵窦。眼上静脉进入海绵窦处有硬膜结构包裹,眼上静脉即将进入海绵窦时,有眼下静脉加入。

在卵圆孔处,有一围绕下颌神经的导静脉丛,沟通海绵窦和位于颞下窝的翼静脉丛。颈内静脉丛在颈动脉管内与颈内动脉伴行,沟通海绵窦和颈部的咽旁静脉丛。

10.2 大脑大静脉

大脑大静脉在胼胝体压部周围,松果体上方弯曲走行并向后上汇入直窦。大脑大静脉管壁光滑,在其进入硬脑膜前的短暂行程中,有多条分支汇入。大脑内静脉汇入大脑大静脉,自第三脑室顶在胼胝体压部下方和松果体上方走行。上方的胼胝体静脉汇入大脑内静脉和大脑大静脉的连接处,或者直接汇入大脑大静脉。大脑下静脉引流枕叶内侧的血液,并直接注入大脑大静脉。两侧的基底静脉和小脑上静脉也引流入大脑大静脉。这些分支都汇入到大脑大静脉,然后汇入直窦。

10.3 深静脉和皮层分支

10.3.1 基底静脉

基底静脉起自大脑底部的前穿质,它最初由大脑深中静脉和引流视交叉及乳头体区域的静脉汇合而成。基底静脉接收来自颞叶内侧和脑干的分支,但有时也接收引流颞角脉络丛的一条大静脉。

10.3.2 大脑内静脉

两条大脑内静脉由各自一侧位于侧脑室的丘脑纹状体静脉、蛇形走行的脉络膜静脉和走行在透明隔的隔前方静脉汇合而成。大脑内静脉位于第三脑室顶,在中髓帆的蛛网膜层之间走行,通常更靠近底层。两条大脑内静脉沿中线方向向后走行,并从其所在一侧向中间汇合形成大脑大静脉。大脑内静脉在第三脑室顶与脉络丛的关系密切。

第三脑室顶的脉络丛由两层软脑膜的膜质结构形成。如果这两层膜分开,就形成中间帆池,上面一层膜附着于穹隆的下表面,下面一层膜附着于丘脑的脉络带、髓纹和松果体。丘脑纹状体静脉在尾状核和丘脑间的沟内向侧脑室底走行,终止于脉络膜组织的顶部,它在这里接收前间隔静脉和脉络丛静脉,并在第三脑室顶形成大脑内静脉。这一连接点可被室间孔后外侧缘的脉络丛遮盖。丘脑纹状体静脉在室间孔处进入大脑内静脉的入口并非恒定。它可以穿过丘脑前部并进入第三脑室中部,也可以在室间孔后方穿过透明隔加入大脑内静脉。丘脑纹状体静脉还可以深入室管膜下层,隐藏于侧脑室底。

10.3.3 大脑浅静脉

在大脑半球表面的上部和侧面,有至少12条的大脑上静脉,它们接收半球内侧的血液并向上朝着大脑纵裂走行,终止于上矢状窦或上矢状窦外侧隐窝(静脉湖)。大脑上静脉终止时走行向前,与上矢状窦内血液流向相反。

最重要的大脑浅静脉是上吻合静脉、下吻合静脉和大脑中浅静脉。下吻合静脉在颞叶后部脑面走行，并可穿过部分小脑幕汇入横窦。下吻合静脉可起自颞叶后部的一条深沟，而不与大脑中浅静脉相吻合。因此，脑表面深沟内的下吻合静脉不易识别，其走行在脑表面时才易看到。

大脑中浅静脉走行于颞上回上方，并在颞叶前部延伸。岛叶有一条非恒定的引流静脉，可能汇入浅静脉系统，也可能汇入深静脉系统。岛叶后部的血液更多地汇入深静脉系统，而岛叶前部的血液则更易汇入浅静脉系统。

枕叶下部和颞叶后部的大脑半球下表面的引流静脉，经小脑幕的硬膜结构走行汇入天幕窦，并最终注入横窦。此外，小脑上部的静脉可能与小脑幕下相通，随后经天幕窦汇入横窦。

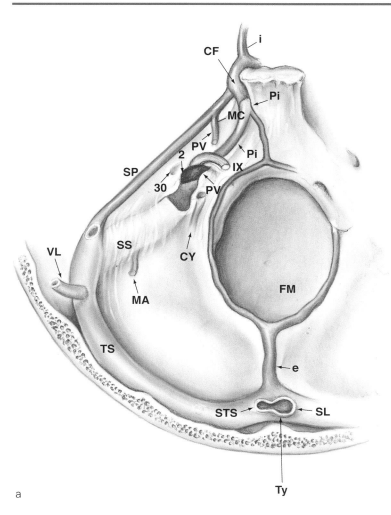

图 10.1（a）后颅窝的上面观,显示出静脉窦的相互关系。

i	垂体窝内的环窦
CF	海绵窦后部
MC	Meckel 氏腔
Pi	岩下窦
SP	岩上窦
2	颈静脉球
IX	舌咽神经
30	内听道
SS	乙状窦
VL	Labbé 静脉
MA	乳突导静脉
CY	髁导静脉
FM	枕骨大孔
e	枕窦中线
SL	上矢状窦
STS	直窦
TS	横窦
Ty	窦汇

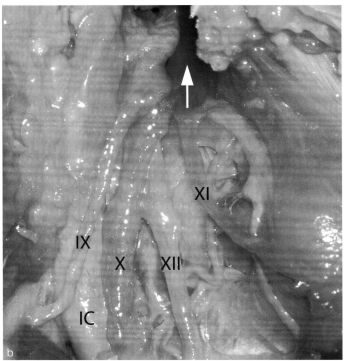

图 10.1（续）（b）出左侧颈静脉孔颅神经示意图。舌咽神经越过并走行在颈内动脉的侧方。舌下神经向下走行位于舌咽神经、迷走神经和副神经深面,然后向浅部走行,穿过颈外动脉的上方。

XI	副神经
X	迷走神经
IX	舌咽神经

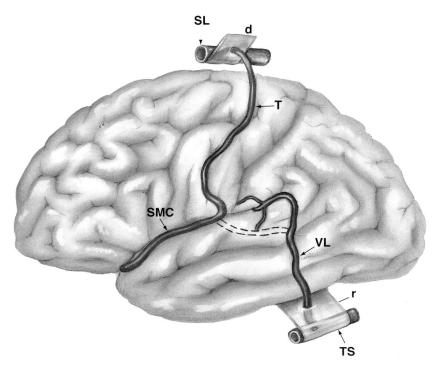

图 10.2 左侧大脑半球外侧面观,显示大脑中浅静脉、粗大的上吻合静脉和下吻合静脉的关系。
d 硬脑膜
r 小脑幕
SMC 大脑中浅静脉
SL 上矢状窦
T 上吻合静脉(Trolard 静脉)
TS 横窦
VL 下吻合静脉(Labbé 静脉)

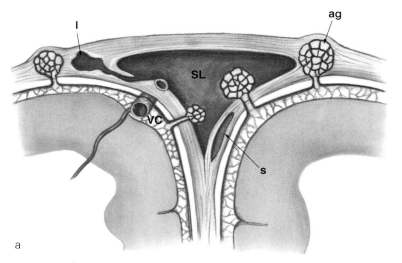

图 10.3 （a）上矢状窦中段的冠状切面。
ag　蛛网膜颗粒
I　静脉湖
s　矢状窦囊
SL　上矢状窦
VC　皮层引流静脉

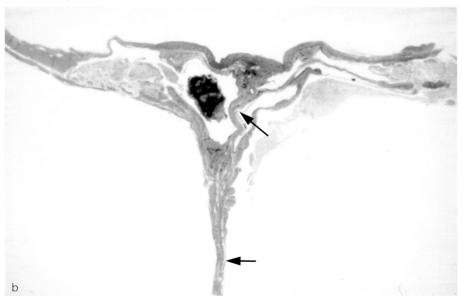

b

图 10.3（续）（b）上矢状窦中段横断面,示上矢状窦内的中隔（上方箭头）将窦分为两部分。下方箭头为大脑镰。

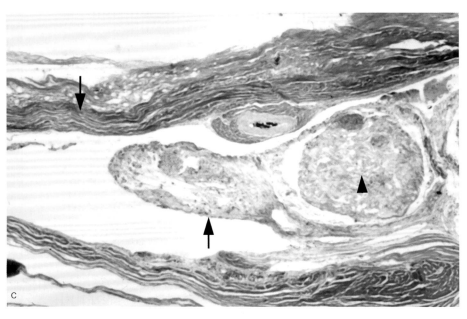

c

图 10.3（续）（c）上矢状窦旁硬膜横断面。蛛网膜颗粒突入静脉湖（下方和右侧箭头）。硬脑膜延续为上矢状窦顶部（左上箭头）。

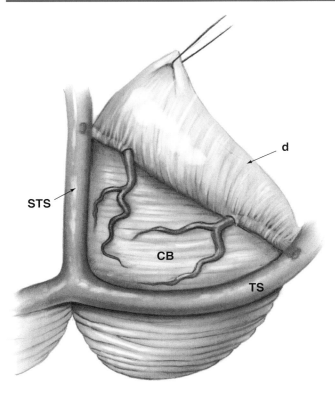

图 10.4　抬起覆盖在小脑半球的小脑幕,示走行在小脑上表面的静脉,经由静脉湖或小脑幕窦引流到直窦和横窦。

d　　　硬膜
CB　　小脑
TS　　横窦
STS　　直窦

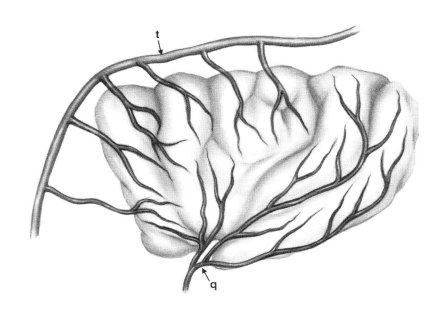

图 10.5　左侧岛叶区的侧面观,显示该区域内静脉回流系统。岛叶区各种静脉最后引流到深部或浅表大脑静脉系统。

t　　　大脑中浅表系统
q　　　深静脉回流系统

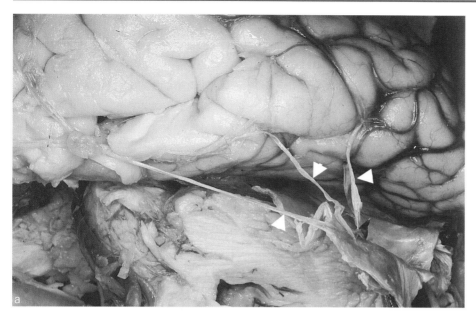

图 10.6 （a）左侧颞枕叶侧面观。Labbé 静脉（左下箭头）从颞叶后部经由天幕汇入横窦。其他一些来源于颞枕叶下方的引流静脉在天幕汇入静脉湖（上方的两个箭头）。这些静脉与 Labbé 静脉有明显区别。

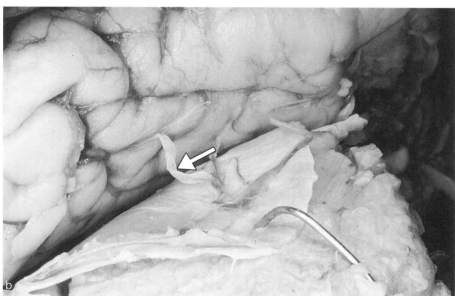

图 10.6（续）（b）箭头显示颞枕下单支引流静脉汇入天幕顶的静脉湖。

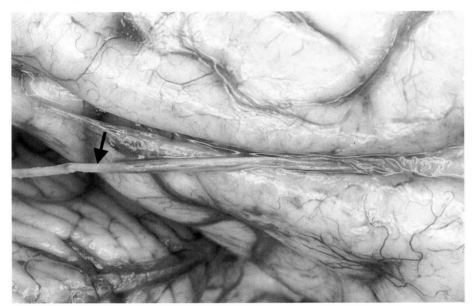

图 10.7 右侧大脑半球颞叶后部侧面观,显示从脑沟深部发出的 Labbé 静脉(箭头),从颞叶后部汇入横窦的过程。

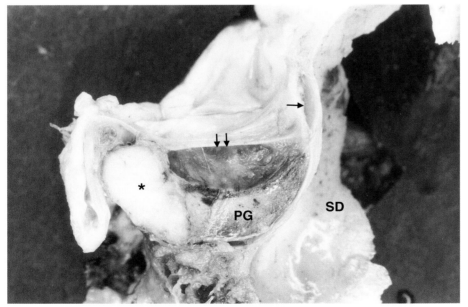

图 10.8 垂体矢状位内面观。单独的右上箭头显示环窦的内腔。双小箭头显示鞍膈上方的垂体。
PG　　垂体
SD　　蝶窦
＊　　　垂体后叶

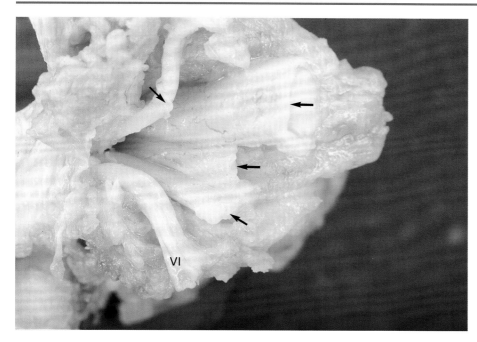

图 10.9 右侧眶尖的侧前方观。动眼神经的上部分（左上箭头）。动眼神经的下部分（右下箭头）。硬脑膜袖套内的视神经（右上箭头）。眼动脉（右侧中间箭头）。
VI 动眼神经

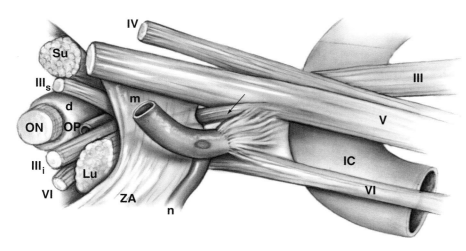

图 10.10 左侧总腱环处的眶尖侧面观，显示海绵窦前方的颅神经与进入眶尖的颅神经的位置关系。可看到眼上静脉通过外展神经的上方和三叉神经眼支和总腱环的外部进入海绵窦。三叉神经进入总腱环的部分是鼻睫神经（箭头）。
IC 颈内动脉
n 眼下静脉
d 视神经硬膜环
III 动眼神经
m 眼上静脉
ON 视神经
III_s 动眼神经上支
ZA 总腱环
VI 外展神经
III_i 动眼神经下支
Lu 外直肌
V 三叉神经眼支
OP 眼动脉
IV 滑车神经
Su 上直肌

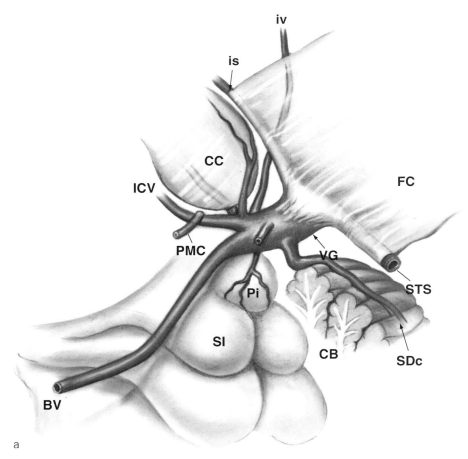

a

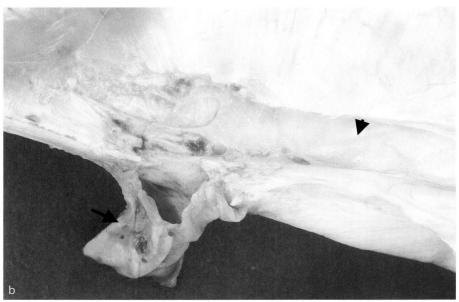

b

图 10.11 （a）左侧 Galen 静脉（大脑大静脉）后外侧观
is　　下矢状窦
iv　　大脑下静脉
CC　　胼胝体
FC　　大脑镰
STS　　直窦
VG　　Galen 静脉
PMC　　脉络丛后内侧动脉
ICV　　大脑内静脉
CB　　小脑
SDc　　大脑上静脉
SI　　上丘
BV　　Rosenthal 静脉
Pi　　松果体

图 10.11（续）（b）大脑镰下侧面观显示 Galen 静脉（左下箭头）汇入直窦（箭头）。当 Galen 静脉汇入直窦，它外层有坚硬的硬脑膜袖套包裹。

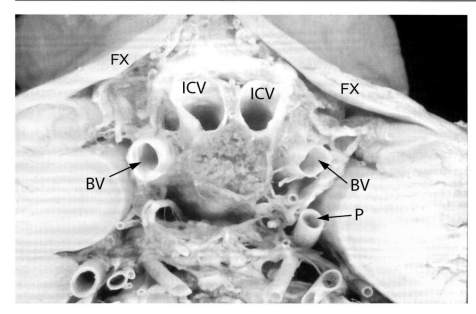

图 10.12 大脑内静脉汇入 Galen 静脉前的后穹隆冠状面。这部分的松果体正好在大脑内静脉下方。
BV Rosenthal 静脉
FX 穹隆
ICV 大脑内静脉
P 大脑后动脉

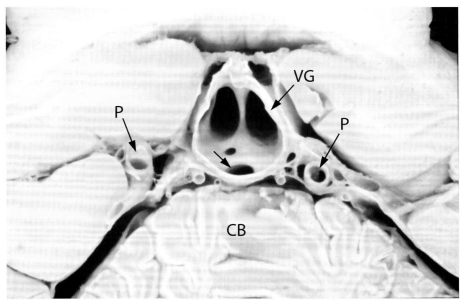

图 10.13 胼胝体压部后方的 Galen 静脉冠状面。这部分显示的是 Galen 静脉向上汇入直窦前的一段。箭头显示小脑上静脉的入口。可见 Galen 静脉被中间隔划分为对称的两个部分,接受大脑内静脉的汇入。
CB 小脑
P 大脑后动脉
VG Galen 静脉

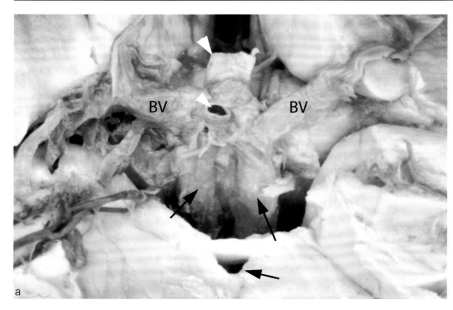

图 10.14 （a）窦汇处 Galen 静脉的后面观（上方箭头）。
BV   Rosenthal 静脉
相对箭头   大脑内静脉
下方箭头   导水管
中间箭头   小脑上静脉进入 Galen 静脉（上方箭头）的孔

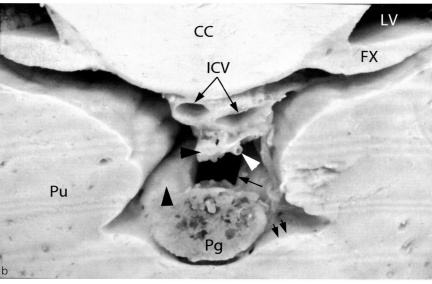

图 10.14（续）（b）松果体（Pg）中间部冠状面前面观。
中间箭头   三脑室
左上箭头   脉络丛
ICV   大脑内静脉
右侧箭头   脉络丛后内侧动脉分支
FX   穹隆
Pu   丘脑枕
左下箭头   髓纹
右下箭头   僵核
LV   侧脑室
CC   穹隆交叉起始部的胼胝体

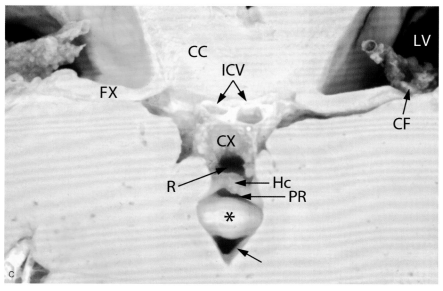

图 10.14（续）（c）后联合前的冠状面，三脑室后部视角。
下箭头 导水管
*   后联合
PR   松果体隐窝
Hc   僵联合
R   松果体上隐窝
CX   脉络丛
CC   胼胝体
ICV   大脑内静脉
FX   穹隆
CF   脉络膜裂
LV   侧脑室

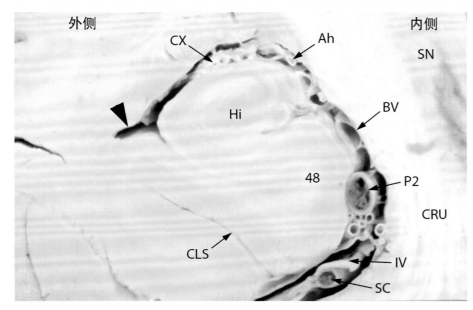

图 10.15　颞叶中部冠状面。
箭头　　侧脑室颞角
Ah　　　脉络膜前动脉
P2　　　大脑后动脉 P2 段
SC　　　小脑上动脉
IV　　　滑车神经
BV　　　Rosenthal 静脉
Hi　　　海马
48　　　海马旁回
CLS　　侧副裂
CRU　　大脑脚底
SN　　　黑质
CX　　　脉络丛

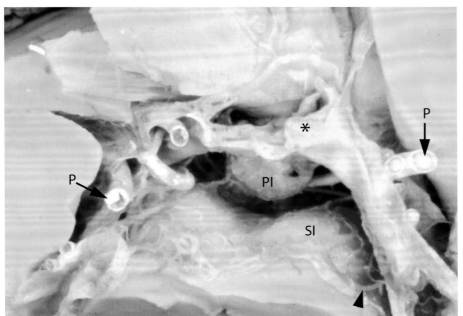

图 10.16　四叠体池后面观。
SI　　　上丘
*　　　　包裹血管的蛛网膜
右下箭头　大脑后动脉到上丘的分支
P　　　　大脑后动脉
PI　　　松果体

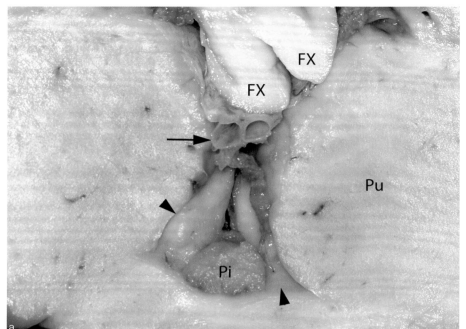

图 10.17 （a）三脑室后部和丘脑枕的冠状面。
左箭头 髓纹
右箭头 僵三角
Pi 松果体
FX 穹隆
上箭头 大脑内静脉

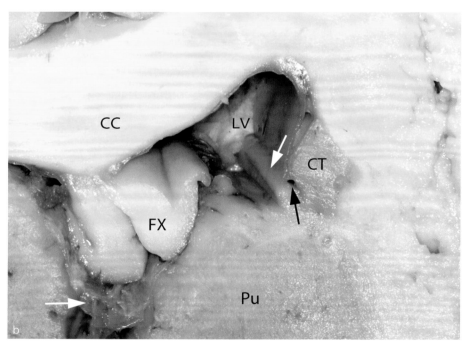

图 10.17（续）（b）侧脑室内冠状面。
CT 尾状核
FX 穹隆
右白箭头 终纹
中黑箭头 终静脉
左白箭头 三脑室顶的大脑内
静脉
CC 胼胝体
Pu 丘脑枕

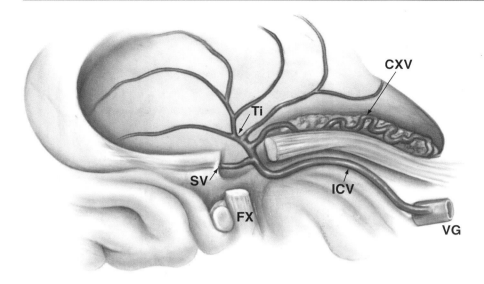

图 10.18 右侧大脑内静脉系统内侧观。右侧大脑半球矢状位。
CXV 脉络膜静脉
FX 穹隆
ICV 大脑内静脉
SV 隔前静脉
Ti 丘纹静脉
VG Galen 静脉

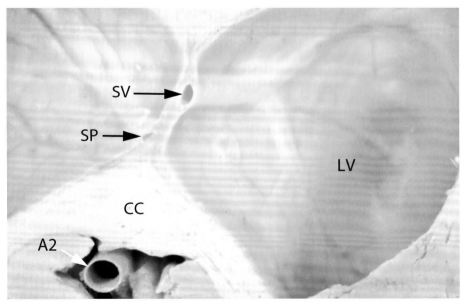

图 10.19 侧脑室额角的前后观。
SV 隔前静脉
CC 胼胝体嘴
LV 侧脑室额角
A2 大脑前动脉 A2 段
SP 透明隔

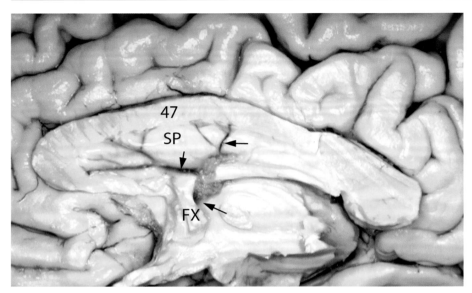

图 **10.20**　右侧大脑半球内面矢状位。左侧是前方。
左箭头　　　隔前静脉
右上箭头　　隔后静脉
右下箭头　　室间孔
FX　　　　　穹隆柱
47　　　　　胼胝体
SP　　　　　透明隔

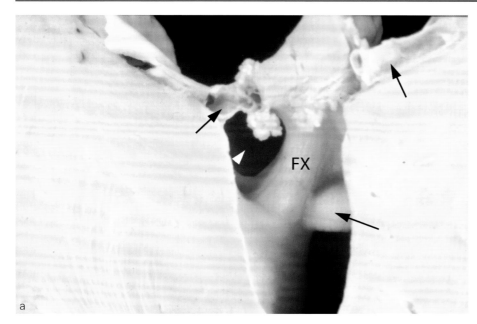

图 10.21 （a）第三脑室冠状切面的后面观,左侧室间孔（中间箭头）的前面观。丘纹静脉（左上、右上箭头）向三脑室顶部引流。前联合（下箭头）紧邻穹隆柱基底部。

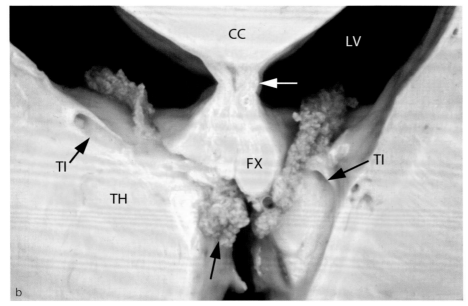

图 10.21（续）（b）双侧室间孔水平冠状切面后面观。
黑箭头 第三脑室脉络丛
FX　　穹隆体部
CC　　胼胝体
白箭头 透明隔
LV　　侧脑室
TI　　进入室间孔的丘纹静脉
TH　　丘脑

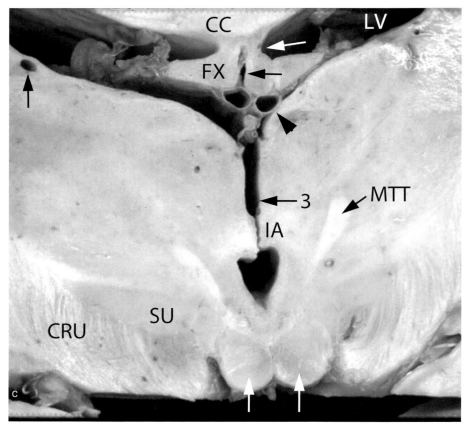

图 10.21（续）（c）乳头体（下方两个箭头）中部冠状切面图。两条大脑内静脉（箭头所示）在第三脑室的顶部，同时在上下方分别伴行脉络丛和穹隆。需要注意的是透明隔（上方水平箭头）增厚和缩短，位于侧脑室体后。

CC	胼胝体
LV	侧脑室
3	第三脑室
IA	丘脑间黏合
CRU	大脑脚
MTT	乳头丘脑束
SU	丘脑底核
下水平箭头	退化的大脑中帆池
左上箭头	丘脑纹状体静脉

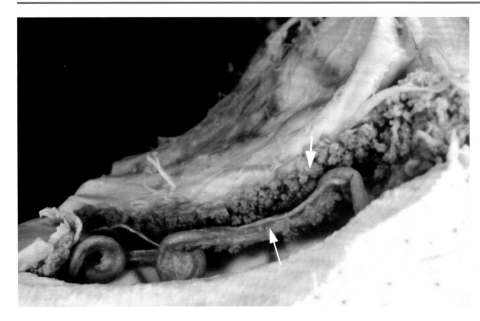

图 10.22　该切面显露侧脑室系统以及脉络丛（上方箭头），弯曲的脉络膜静脉引流汇入丘纹静脉（下箭头）。

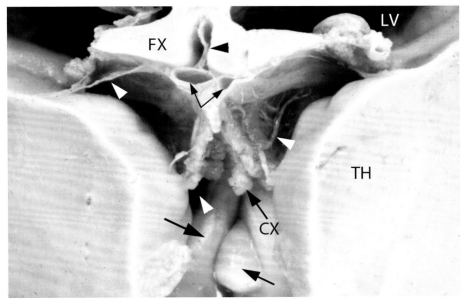

图 10.23　室间孔（下白箭头）后冠状切面从后向前观。
左下箭头　穹隆脚
右下箭头　前联合
上方双箭头　大脑内静脉
FX　穹隆柱
CX　第三脑室脉络丛
TH　丘脑
顶端箭头　大脑中帆池
LV　侧脑室
左侧白箭头　穹隆体底面的蛛网膜层
　　　　　　向侧方延续为脉络膜裂
右侧白箭头　第三脑室顶部脉络膜后
　　　　　　内侧动脉的分支

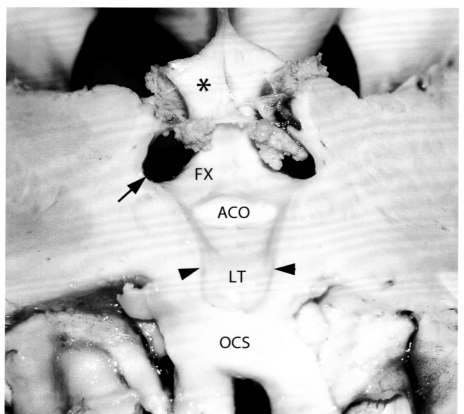

图 10.24 第三脑室视交叉处冠状切面，后前观。

FX	穹隆柱
*	穹隆体
ACO	前联合
OCS	视交叉
LT	终板
相对箭头	第三脑室壁
上箭头	室间孔

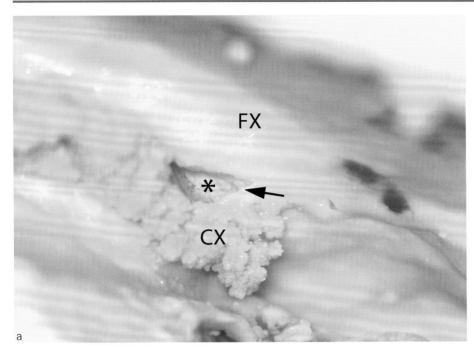

图 10.25 （a）右侧侧脑室的侧面观,同时在与穹隆联合处,解剖开放脉络膜裂（箭头）,从而暴露第三脑室的顶部（*）。
CX 脉络丛
FX 穹隆

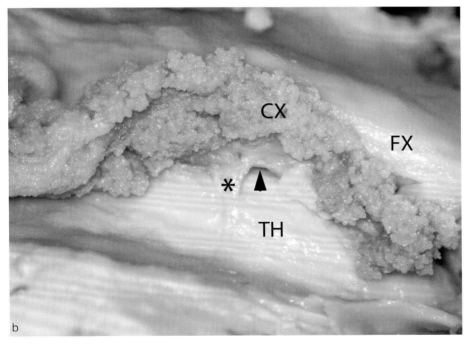

图 10.25（续）（b）上图同样层面,去除脉络丛,打开脉络膜裂（视丘带）进入第三脑室（箭头）。
TH 丘脑
FX 穹隆
* 视丘带

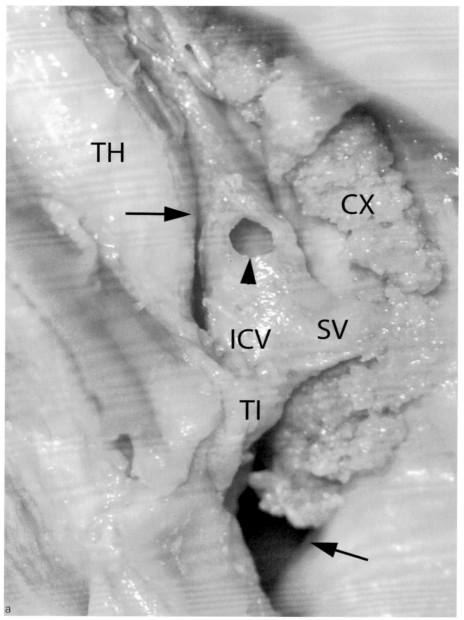

图 10.26 （a） 室间孔（右箭头）处观右侧侧脑室,已去除中间的脉络丛,显露丘带（左上箭头）和第三脑室顶。

SV 隔前静脉
▲ 脉络膜静脉入大脑内静脉处
TH 丘脑
T1 汇入大脑内静脉的丘纹静脉
CX 脉络丛

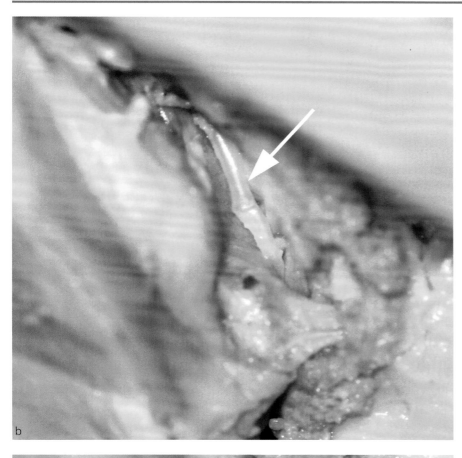

图 10.26（续）（b） 位于大脑内静脉上方,第三脑室顶的脉络膜后内侧动脉。此标本同(a)。

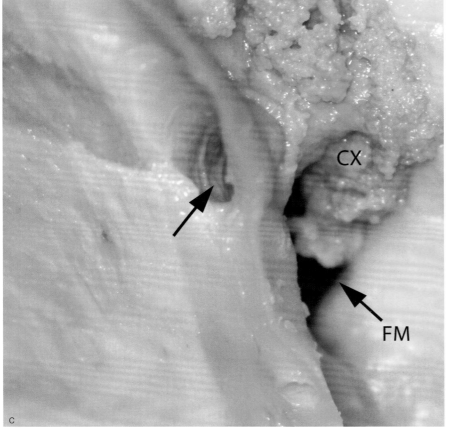

图 10.26（续）（c） 室管膜下走行至大脑内静脉的丘纹静脉腔（箭头）。此标本同(a)。
FM　室间孔
CX　脉络丛

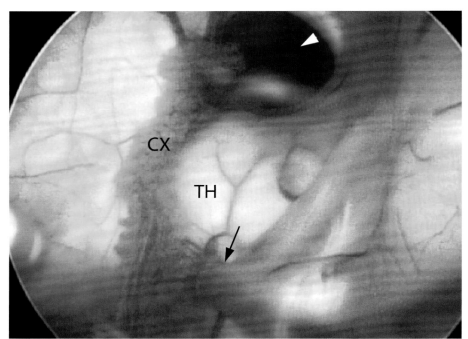

图 10.27　内镜下观察右侧侧脑室丘纹静脉（下箭头）在室间孔（上箭头）下终止于丘脑实质，这种变异少见。
TH　　丘脑
CX　　脉络丛

10.4　临床病例

10.4.1　病例1

　　25岁年轻女性头痛数月,近日病情加重就医。头磁共振影像示脑梗死区域和动脉血管分布不一致,MRV检查示整个颅内静脉窦的闭塞。尽管抗凝治疗,但患者病情仍迅速恶化。因此,紧急行介入治疗,静脉入路静脉窦内置入导管和取栓支架,抽吸和取出血栓。术后静脉窦恢复通畅,病情恢复,抗凝治疗后出院。

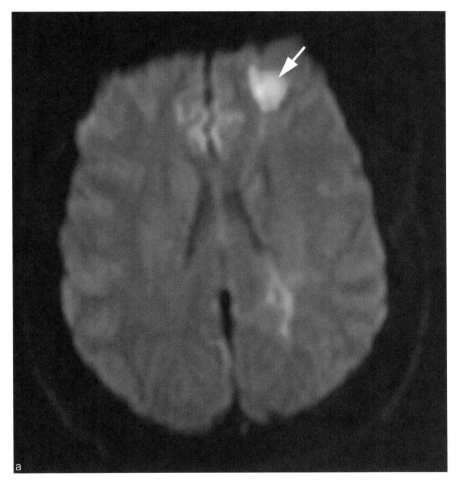

图 10.28　脑部磁共振影像提示左前额（箭头）的进行性梗死。

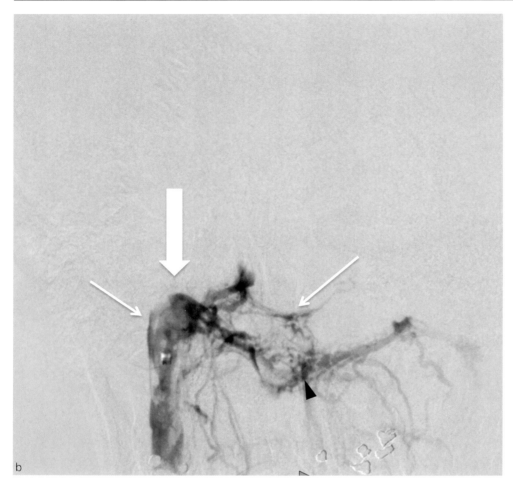

图 10.28（续）（b）经股静脉插管至右侧颈内静脉。横窦未显（上方箭头），但可见到颈静脉球部（左侧箭头），导静脉（右侧箭头），以及枕下静脉丛（下方箭头）。

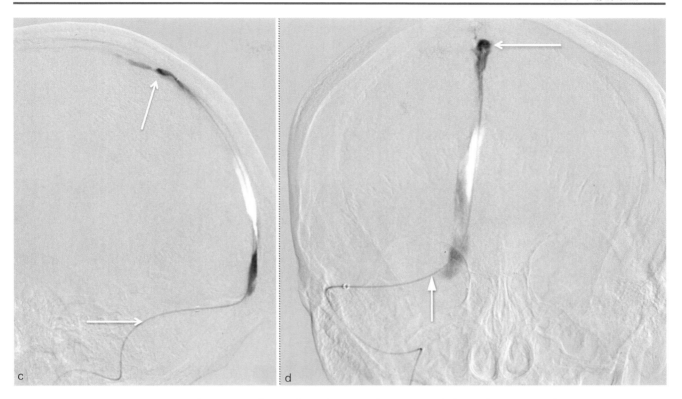

图 10.28（续）（c）侧位（d）正位能够显示乙状窦和横窦内导管（下方箭头）。上矢状窦中后部显影（上方箭头）。

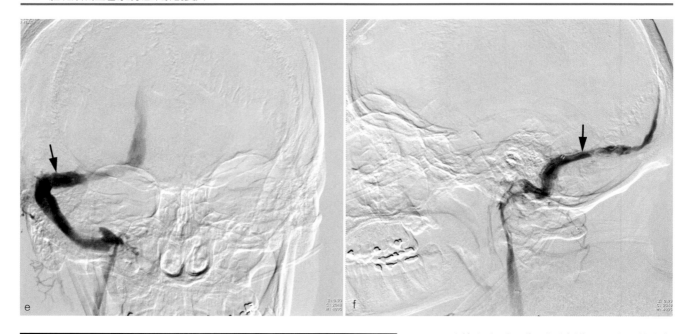

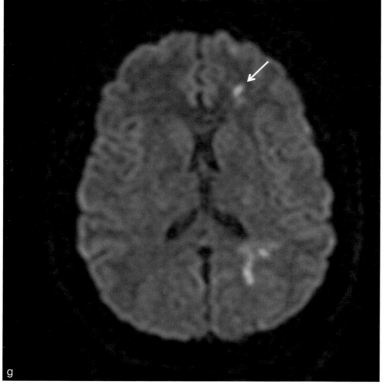

图 10.28（续）（e）正位。（f）侧位。闭塞的静脉窦内置入粗口位的抽吸导管以及大直径的取栓支架，用以取出横窦内的血栓。取栓后头 MRI 示右额叶高信号显著降低（箭头）。

10.4.2　病例 2

一个临床表现为癫痫的少女,磁共振影像显示双侧中线的梗死。MRV 示矢状窦血栓形成。尽管全身肝素化治疗,患者症状无好转,因此决定行静脉窦介入溶栓治疗,上矢状窦内置入微导管,通过微导管泵入阿替普酶(tPA),每天影像检查。3 天后,患者的静脉窦恢复通畅,神经系统症状改善。

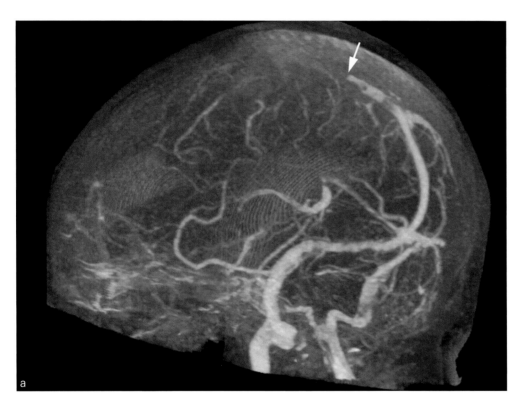

图 10.29 (a)MRV 示上矢状窦的中后部闭塞,血栓形成(箭头)。

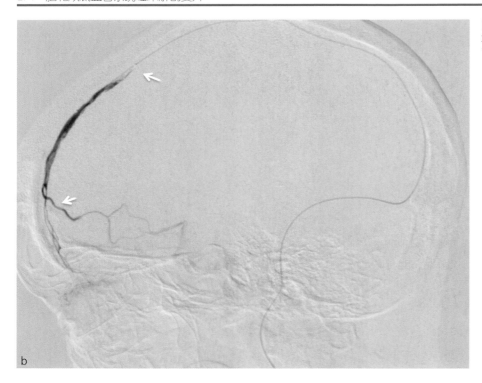

图 10.29（续）（b）微导管置于上矢状窦内，行微导管造影（上方箭头），可见额叶皮层静脉（下方箭头）。

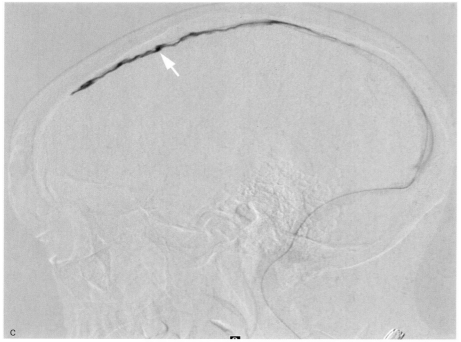

图 10.29（续）（c）微导管静脉造影显示上矢状窦前中部显影。

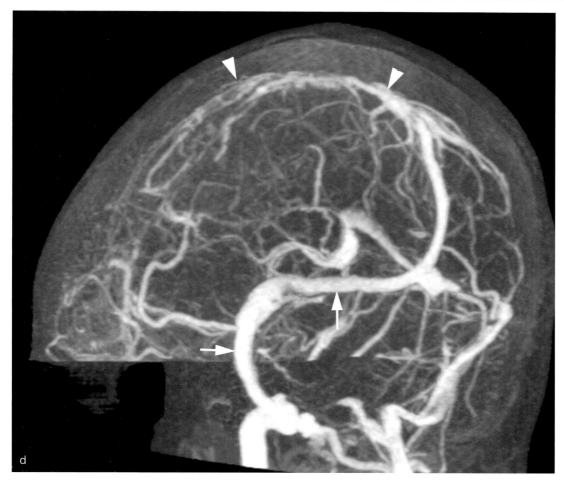

图 10.29（续）（d）上矢状窦溶栓治疗后 MRV,可见乙状窦（下方箭头）、横窦（中间箭头）以及上矢状窦（上方两箭头）。

10.4.3　病例 3

一位身形瘦长的年轻女性,临床表现为视力丧失合并头痛。眼科检查示双侧严重的视盘水肿。患者的腰穿压力为 40cm 水柱。磁共振静脉血管成像提示上矢状窦狭窄。在最大剂量的药物治疗失败后,考虑行静脉血管成形术。经微导丝输送球囊扩张狭长的静脉窦,患者的视力和头痛症状有了明显的好转,同时腰穿脑脊液压力也迅速降到了正常范围内。

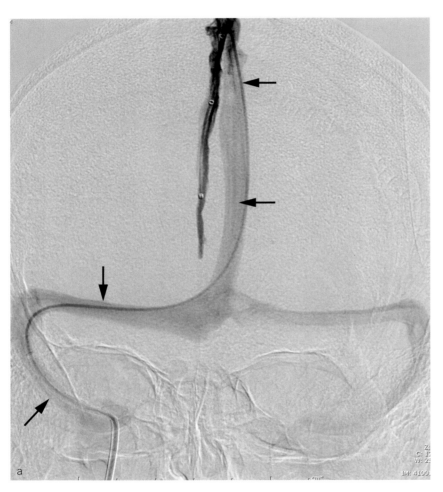

图 10.30　(a)导丝和球囊置入上矢状窦的正位片。导丝(右上方箭头)、上矢状窦(右下方箭头)、横窦(左上方箭头),以及乙状窦(左下方箭头)。

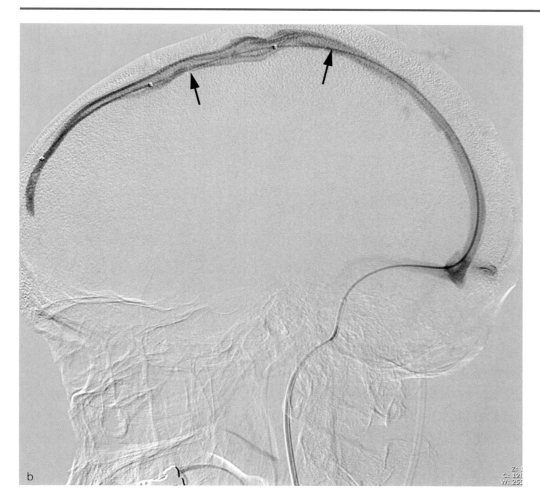

图 10.30（续）（b）侧位显示导丝（右侧箭头）以及狭窄段（左侧箭头）。

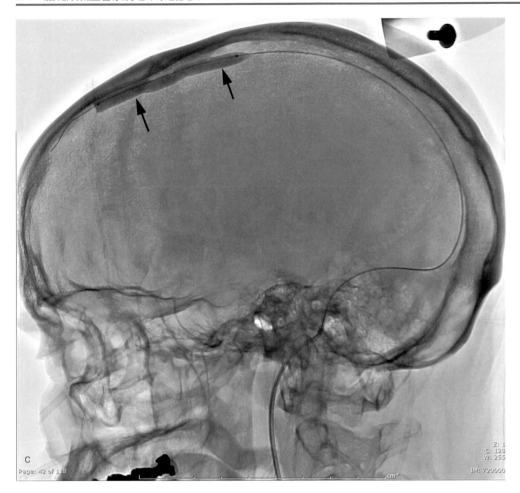

图 10.30 （续）(c)球囊扩张上矢状窦狭窄段(箭头)。

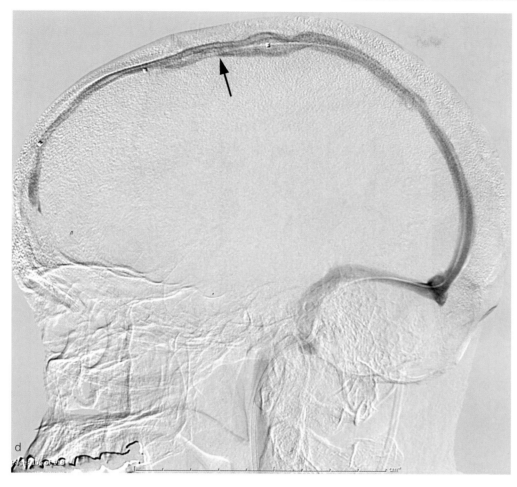

图 10.30　（续）（d）上矢状窦狭窄（箭头）改善。

临床荟萃

上矢状窦

- 上矢状窦最常见的病理改变即为静脉血栓形成。这种情况常常会给临床诊断带来挑战,因为患者会出现连续数日的头痛,这种头痛往往是由静脉回流受阻而引起颅内压升高所导致的。伴随双侧神经系统症状(包括由于双侧半球功能障碍所致的癫痫)的头痛会持续恶化。患者出现单侧或双侧静脉梗死性出血的情况并不少见。及时行 MRV 或 CTV 检查很重要,可尽早确诊。主要的治疗手段就是系统性的抗凝,抗凝同样用于身体其他部位静脉血栓形成的治疗,甚至梗死性出血时,亦可作为有效治疗手段。血管内介入治疗则主要用于正发生严重 / 即将发生 / 进行性脑疝的患者,抑或是正进行足量全身系统性抗凝治疗,但情况仍然继续恶化的患者。
  其他影响脑内静脉结构(包括上矢状窦)的病理改变,还包括由双侧颈外动脉分支(包含头皮和脑膜部分的分支)供血的硬脑膜动静脉瘘。
  年轻的肥胖女性中,常有被诊断为特发性颅内高压的患者。然而,没有病态肥胖女性中,仍然可以发现可被诊断为颅内高压的患者。需要行静脉窦检查,对于有静脉窦狭窄的可行静脉成形或支架介入治疗。

直窦

- 这个静脉窦不同寻常,走行也不典型,它在大脑大静脉畸形中会明显增粗。包括大脑大静脉和直窦在内的深静脉血栓形成,会双侧丘脑水肿以及静脉梗死,伴有意识水平减退和双侧神经系统症状。

横窦

- 横窦乙状窦交界处以及岩上窦是硬脑膜动静脉瘘最常见的部位。硬脑膜动静脉瘘好发于这些部位,可能与位邻岩骨以及乳突气房有关,发生中耳炎之后这些部位可能发炎,造成继发性的静脉血栓形成,再通后会导致动静脉瘘的形成。
  这些动静脉瘘的血供主要来自脑膜中动脉的分支以及枕动脉和耳后动脉的穿骨分支。它们可以由颅内血管的脑膜分支供血,如发自颈内动脉海绵窦脑膜垂体干的 Bernasconi-Cassinari 动脉。在行脑膜动脉分支栓塞时,尤其供应岩部脑膜,膝状神经节的分支,要警惕栓塞导致面部麻痹的风险。

岩上窦

- 通过小脑幕联合乙状窦前入路处理斜岩区肿瘤,尤其脑膜瘤时,常需牺牲岩上窦。在设计手术入路时,对于颞叶部分 Labbé 静脉引流情况的评估至关重要。通常情况下,Labbé 静脉会汇入横窦和乙状窦交界处,这时,可以牺牲岩上窦。但当偶尔 Labbé 静脉汇入岩上窦远端,结扎岩上窦,可能会导致颞叶严重的静脉性梗死。
  在评估分泌性垂体微腺瘤时,需要对岩上窦进行静脉取样,微导管常从同侧颈内静脉通过乙状窦进入同侧岩上窦,而且双侧取样,可以鉴定垂体微腺瘤位置的不对称性。

岩下窦

- 介入治疗时,常经岩下窦入路进入海绵窦。海绵窦区的瘘,无论是间接的(海绵窦区硬脑膜动静脉瘘),还是直接的(颈动脉海绵窦段创伤或动脉瘤),岩下窦引流血都汇入颈静脉球前内侧部。静脉途径微导管通过岩下窦达海绵窦,然后填线圈和注胶栓塞治疗。

蝶顶窦

- 引流颞叶前部和额叶后下部的桥静脉常汇入该静脉窦。经侧裂显露前循环或后循环动脉瘤时,这些桥静脉会遮挡手术术野,阻碍牵拉额、颞叶,增加手术难度。尽管传统观念认为,牺牲掉这些桥静脉是十分安全的,但有的认为,静脉损伤可能导致认知等神经功能障碍。所以,手术时要细心分离解剖,保留这些静脉。

海绵窦

- 环窦由硬脑膜环形静脉腔形成,在鞍隔旁垂体前方和后方连接双侧海绵窦,环窦的前部通常更粗一些。

海绵窦处经常出现颈动脉海绵窦瘘,可以是直接的,比如颈内动脉及其分支血管撕裂和受到创伤以后,或者颈动脉瘤破裂。也可以是间接的,比如颈内、颈外动脉分支供血的硬脑膜动静脉瘘。

可以通过岩上窦,或者通过颞下窝的翼丛,又或者通过面总静脉到达眼上或眼下静脉,又或是经过直接途径,但进入海绵窦最常见的途径仍是通过深部岩窦。

瘘或者静脉血栓后,绵海绵窦充血会导致同侧或双侧眼睛球结膜水肿,以及颅神经病变,主要影响眼外肌并引起面部皮肤疼痛。在严重的静脉回流受阻或眶内高压的情况下,视力可能会有损伤。

大脑大静脉

- 大脑大静脉典型的畸形是先天性大脑大静脉畸形,将其称为大脑大静脉瘘可能会更加准确,供血动脉常为脉络膜后内侧动脉、大脑前动脉远端,以及胼胝体压部动脉和其他分支。

缩略语

A1	anterior cerebral artery 1	大脑前动脉 A1 段
A2	anterior cerebral artery 2	大脑前动脉 A2 段
Ac	accessory meningeal artery	脑膜副动脉
AC	anterior inferior cerebellar artery	小脑前下动脉
ACA	anterior cerebral artery	大脑前动脉
Aco	anterior commissure	前联合
Acom	anterior communicating artery	前交通动脉
AG	amygdala	杏仁核
Ah	anterior choroidal artery	脉络膜前动脉
Ai	axis	枢椎
AICA	anterior inferior cerebellar artery	小脑前下动脉
AM	accessory middle cerebral artery	副大脑中动脉
AN	angular artery	内眦动脉
ANS	descending ansa-hypoglossus	舌下神经降支
ASA	anterior spinal artery	脊髓前动脉
Ate	anterior ethmoidal artery	筛前动脉
Au	posterior auricular artery	耳后动脉
AVM	arteriovenous malformation	动静脉畸形
AX	arachnoid	蛛网膜
Ay	ascending pharyngeal artery	咽升动脉
AY	ascending pharyngeal artery	咽升动脉
BA	basilar artery	基底动脉
BN	buccal nerve	颊神经
Br	branch	分支
BRH	br. to frontal lobe	额叶分支
BRLV	branch to lateral ventricle	侧脑室分支
BROCS	br. to optic chiasm	视交叉分支
BROT	branch penetrating optic tract	穿视束分支
BRTL	branch to temporal lobe	颞叶分支
BV	basal vein of Rosenthal	罗森塔尔基底静脉

CA	calcarine artery	距状动脉
CB	cerebellum	小脑
CC	corpus callosum	胼胝体
CF	posterior cavernous sinus	海绵窦后方
CF	choroidal ssure	脉络膜裂
CI	internal capsule	内囊
CL	clinoid process	床突
CLM	callosomarginal artery	胼缘动脉
CLS	collateral sulcus	侧副沟
Co	common carotid artery	颈总动脉
CP	posterior communicating artery	后交通动脉
Cr	cochlea	耳蜗
CRU	crus cerebri	大脑脚底
Cs	cavernous sinus	海绵窦
CS	cavernous sinus	海绵窦
CT	caudate nucleus	尾状核
CV	clivus	斜坡
CX	choroid plexus	脉络丛
CXV	choroid vein	脉络膜静脉
CY	condyloid emissary vein	髁导静脉
Cy	condyloid venous foramen	髁状静脉孔
Cyl	condyle	髁状突
Di	posterior belly diagastric muscle	二腹肌后腹
DI	posterior belly of digastric muscle	二腹肌后腹
DPA	descending palatine artery	腭降动脉
DR	dura	硬膜
DTA	deep temporal arteries	颞深动脉
DX	distal ring	远环
EC	external carotid artery	颈外动脉
EJ	external jugularvein	颈外静脉
Et	ethmoid sinus	筛窦
Eu	eustachian tube	咽鼓管
FA	facial artery	面动脉
FC	falx	大脑镰
FL	frontal lobe	额叶
FL	falciform ligament	镰状韧带
FM	foramen magnum	枕骨大孔
FP	frontopolar artery	额极动脉
FV	facial vein	面静脉
FX	fornix	穹隆

GG	gasserian ganglion	三叉神经半月节
GP	globus pallidus	苍白球
Gp	greater super cial petrosal nerve	岩浅大神经
H	Heubner's artery	Heubner 动脉
HB	Heubner's artery	Heubner 动脉
Hc	habenular commissure	僵联合
Hi	hippocampus	海马
IA	interthalamic adhesion	丘脑间黏合
IA	inferior alveolar artery	下牙槽动脉
IC	internal carotid artery	颈内动脉
ICV	internal cerebral vein	大脑内静脉
IF	infundibulum	漏斗部
IJ	internal jugular vein	颈内静脉
IMX	internal maxillary artery	上颌动脉
IN	insula	岛叶
IO	infraorbital nerve	眶下神经
IOA	infraorbital artery	眶下动脉
IP	inferior petrosal vein	岩下静脉
is	inferior sagittal sinus	下矢状窦
iv	inferior cerebral vein	大脑下静脉
IX	internal maxillary artery	颌内动脉
JB	jugular bulb	颈静脉球
LA	lingual artery	舌动脉
LG	lateral geniculate body	外侧膝状体
Li	lingual nerve	舌神经
LMA	lateral mass of atlas	寰椎侧块
LT	lamina terminalis	终板
Lu	lateral rectus muscle	外直肌
LV	lateral ventricles	侧脑室
M1	middle cerebral artery 1	大脑中动脉 M1 段
M2	middle cerebral artery 2	大脑中动脉 M2 段
M3	middle cerebral artery 3	大脑中动脉 M3 段
MA	mastoid emissary vein	乳突导静脉
MA	mastoid artery	乳突动脉
MB	mammillary body	乳头体
MCA	middle cerebral artery	大脑中动脉
Mdl	mandible	下颌骨
MG	medial geniculate	内侧膝状体
Mn	middle meningeal artery	脑膜中动脉
MN	middle meningeal artery	脑膜中动脉

MTT	mammillothalamic tract	乳头丘脑束
Ni	inferior colliculus	下丘
Nn	inferior alveolar nerve	下牙槽神经
OA	occipital artery	枕动脉
OC	opticchiasm	视交叉
OCS	optic chiasm	视交叉
OF	orbitofrontal artery	眶额动脉
OL	olfactory trigone	嗅三角
ON	optic nerve	视神经
OP	ophthalmic artery	眼动脉
OT	optic tract	视束
P	posterior cerebral artery	大脑后动脉
P1	posterior cerebral artery 1	大脑后动脉 P1 段
P2	posterior cerebral artery 2	大脑后动脉 P2 段
P3	posterior cerebral artery 3	大脑后动脉 P3 段
PA	posterior arch of atlas	寰椎后弓
PCA	posterior cerebral artery	大脑后动脉
PD	peduncle	大脑脚
Pe	petro-lingual ligament	岩舌韧带
PG	pituitary gland	垂体
Pg	parotid gland	腮腺
Pi	posterior meningeal artery	脑膜后动脉
PI	pineal gland	松果体
Pi	inferior petrosal sinus	岩下窦
Pic	pericallosal artery	胼周动脉
PICA	posterior inferior cerebellar artery	小脑下后动脉
Pin	posterior inferior cerebellar artery	小脑后下动脉
PK	pituitary stalk	垂体柄
PLC	posterior lateral choroidal artery	脉络膜后外侧动脉
PM	putamen	壳
PM	posteriormeningeal branch	脑膜后动脉支
PMC	posterior medial choroidal artery	脉络膜后内侧动脉
PN	pons	脑桥
PO	parieto-occipital artery	顶枕动脉
PP	perforators	穿支血管
PP	perforator to midbrain	中脑穿支动脉
PR	pineal recess	松果体隐窝
PRC	precuneus	楔前叶
PSAA	posterior inferior alveolar artery	下牙槽后动脉
PTA	persistent trigeminal artery	永存三叉动脉

Pte	posterior ethmoidal artery	筛骨后动脉
PU	pulvinar	丘脑枕
PV	petrosal vein	岩静脉
PX	proximal ring	近环
Py	posterior meningeal artery	脑膜后动脉
QA	quadrigeminal artery	四叠体动脉
R	suprapineal recess	松果体上隐窝
RD	retromandibular vein	下颌后静脉
RE	red nucleus	红核
RM	premammillary artery	乳头体前动脉
SA	splenial artery	胼胝体背侧动脉
SC	spinal cord	脊髓
SC	superior cerebellar artery	小脑上动脉
SCA	superior cerebellar artery	小脑上动脉
SD	sphenoid sinus	蝶窦
SDc	superior cerebellar vein	大脑上静脉
SE	septalarea	隔区
Sf	Sylvian fissure	侧裂
SG	substantia nigra	黑质
Sg	styloglossus muscle	茎突舌肌
SG	styloglossus muscle	茎突舌肌
SH	superior hypophyseal artery	垂体上动脉
SI	superior colliculus	上丘
Si	superior colliculus	上丘
SL	sagittal sinus (superior)	上矢状窦
Sm	semicircular canals	半规管
SM	sternocleidomastoid muscle	胸锁乳突肌
SMA	artery to sternocleidomastoid muscle	胸锁乳突肌动脉
SMC	superficial middle cerebral vein	大脑中浅静脉
SN	substancia nigra	黑质
SO	superior orbital ssure	眶上裂
Sp	stylopharyngeus muscle	茎突咽肌
SP	stylopharyngeous muscle	茎突咽肌
SP	superior petrosal sinus	岩上窦
SP	septum pellucidum	透明隔
SPN	sphenopalatine artery	蝶腭动脉
SPn	sphenopalatine artery	蝶腭动脉
SS	sigmoid sinus	乙状窦
St	supratrochlear artery	滑车上动脉
ST	optic strut	视柱

STa	superficial temporal artery	颞浅动脉
STS	straight sinus	直窦
Su	supraorbital artery	眶上动脉
SU	subthalamic nucleus	丘脑底核
Su	superior rectus muscle	上直肌
Su	submandibular gland	下颌下腺
SV	anterior septal vein	隔前静脉
SY	stylomastoid artery	茎突动脉
TA	superior thyroid artery	甲状腺上动脉
TB	temporal artery branch (anterior）	颞动脉分支前部
TBV	Temporal artery branch to uncus	颞动脉钩回分支
TFA	transverse facial artery	面横动脉
TGP	thalamo-geniculate perforators	丘脑膝状体穿支
TH	thalamus	丘脑
Ti	thalamostriate vein	丘纹静脉
TL	temporal lobe	颞叶
TS	transverse sinus	横窦
TU	tuber cinereum	灰结节
Ty	torcular Herophili (confluence of sinuses)	窦汇
US	uncus	钩回
V1	extraosseous	椎动脉骨外段
V2	foraminal	椎动脉横突孔段
V3	extraspinal	椎动脉椎管外段
V4	intradural	椎动脉硬膜外段
VA	vertebral artery	椎动脉
VC	draining cortical vein	引流皮层静脉
VG	vein of Galen	Galen 静脉
VP	posterior superior alveolar artery	上牙槽后动脉
Vt	vertebral artery	椎动脉
ZA	annulus of Zinn	总腱环

索引